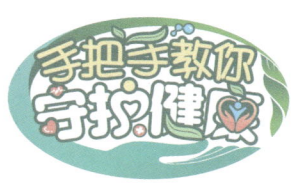

手把手教你康复养生

主 编

金周慧 赵江霞 许 君

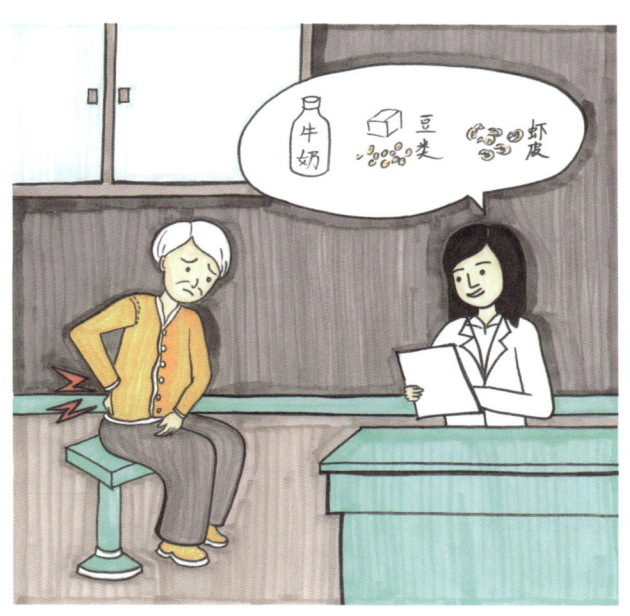

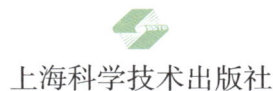

图书在版编目（CIP）数据

手把手教你康复养生 / 金周慧，赵江霞，许君主编.
上海 : 上海科学技术出版社, 2025.7. -- ISBN 978-7
-5478-7176-8
Ⅰ. R212
中国国家版本馆CIP数据核字第2025RE3757号

手把手教你康复养生

主编 金周慧 赵江霞 许 君

上海世纪出版（集团）有限公司 出版、发行
上海科学技术出版社
（上海市闵行区号景路159弄A座9F-10F）
邮政编码 201101　www.sstp.cn
上海光扬印务有限公司印刷
开本 720×1000　1/16　印张 13.5
字数：210千字
2025年7月第1版　2025年7月第1次印刷
ISBN 978-7-5478-7176-8/R·3278
定价：48.00 元

本书如有缺页、错装或坏损等严重质量问题，请向工厂联系调换

内容提要

  在追求健康生活的道路上，掌握科学的康复与养生知识至关重要。本书内容全面，包括康复、养生和食疗共3篇，以文字阐述为主，并辅以图片，以深入浅出、通俗易懂的方式解读康复养生方面的科学知识，如家庭常见病症的康复练习、中医调理方法和养生保健知识等。

  本书旨在为广大读者提供全面、易懂、易学、实用、有效的健康知识，使读者能够轻松掌握康复和养生知识，从而提高自我保健能力。

编者名单

主　编
金周慧　赵江霞　许　君

副主编
王　林　郭蕴萍　蒋琳玲　顾晓玲

编　委
（按姓氏笔画排序）

王　林	王　迪	王水英	王宇娇	王逸凡	甘梦洁
叶健飞	朱王頔	任　敏	庄　燕	刘　欢	刘亭敏
许　君	杨　坤	杨　杰	谷跃进	沈浩成	张瑾宇
范　群	金周慧	赵江霞	施蕾婷	顾晓玲	徐　蕾
郭蕴萍	涂甜甜	崔益雯	蒋琳玲		

插　画
涂甜甜

序 一

人民健康是民族昌盛和国家富强的重要标志。《"健康中国2030"规划纲要》明确提出"共建共享、全民健康"这一战略主题，其核心是以人民健康为中心，鼓励人人参与、人人尽力、人人享有，落实预防为主的方针，倡导健康生活方式，减少疾病发生，强化早诊断、早治疗、早康复，致力于实现全民健康。

实施健康知识普及行动，无疑是健康中国战略的重要组成部分。近年来，健康科普活动开展得如火如荼，其最根本的目的就是提升公众的健康素养。医学科普，绝非仅仅是医学知识的简单传播，更在于增进公众对医学的认知与理解，帮助大众树立正确的健康观念，掌握科学的健康管理方法。

由上海市浦东新区人民医院科普团队潜心编写的《手把手教你康复养生》，正是顺应这一时代需求而诞生。可以欣喜地看到，本书围绕康复医学领域的相关知识做了系统的描述。康复医学在我国虽起步较晚，但与临床医学紧密相连、相辅相成，其应用范围广泛，涉及内科、外科、妇产科、儿科等多个领域。本书不仅详细阐述了颈肩腰腿痛、骨质疏松等常见疾病的康复方法，还针对脑卒中、"阳"后康复，女性腹直肌分离、漏尿等热点健康问题，提供了切实可行的解决方案。内容既包含专业的诊疗指引，又有实用的日常居家活动指导，无论是普通健康爱好者，还是有康复困境的患者，都能从中汲取有益的知识和经验。

每个人都是自身健康的第一责任人。"授人以鱼，不如授人以渔"，了解疾病的易发因素、防治要点，正是科普工作者们希望与大家分享的。

健康是人们对美好生活最普遍的追求，这就凸显了普及医学健康知识的重要性与必要性。医学虽存在专业壁垒，但又与普通民众的生活息息相关。作为康复领域医者，我也衷心希望，这本书能当好医学知识与普通民众之间的转译者和传播者，为提升公众的健康素养贡献自己的一份力量。

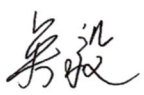

复旦大学附属华山医院康复医学科教授

中国康复医学会副会长

上海市医学会物理医学与康复学专业委员会主任委员

2025年5月

序 二

在信息爆炸的时代，我们每日被海量的数据与被动输送的知识包围，然而，真正能融入生活、指导健康生活的内容却寥寥无几。健康，作为人类永恒的追求，其重要性不言而喻。在繁杂的信息中探寻适合自己的养生之道，成为现代人面临的一大挑战。基于这样的背景，上海市浦东新区人民医院编写的《手把手教你康复养生》问世，旨在为广大读者铺就一条通往健康生活的科普之路。

"手把手教你守护健康"丛书于2022年以来，各分册陆续与广大读者见面，显著特色在于其"手把手"教学式的科普风格。我们深知，科普若仅停留在理论与专业层面，便难以真正惠及大众。该丛书力求以通俗易懂的语言、生动具体的案例，以及实用的操作方法，将复杂的医学知识转化为读者易于掌握的技能。无论你是科普知识的初学者，还是渴望提高健康认知的读者，本书都能为你提供切实的指导与帮助。

作为中华传统文化的瑰宝，中医以其独特的理论体系、丰富的诊疗经验和深厚的文化底蕴，在疾病防治、养生保健和维护人类健康方面发挥着不可替代的作用。本书特别设置中医养生科普板块，旨在以深入浅出的方式，向读者展现中医的独特魅力。编者团队精选了高血压、糖尿病、慢性胃炎等常见慢性病，详细阐述中医对这些疾病的认识、病因病机、辨证施治原则，以及常用的中药方剂和食疗方法。这些内容不仅有助于读者了解中医的基本理念与治疗方法，还能在日常生活中指导自我调养，达到防病治病的目的。

编者团队注重科学性与实用性的结合。书中介绍的中医养生知识与方法，均基于传统中医理论和现代研究成果，确保内容准确可靠。同时，充分考虑读者的实际操作需求，提供详细的用药指南、食疗配方和养生建议，使读者在家中就能轻松实践中医养生之道。

　　此外，本书还涵盖了营养学、运动学、心理学等领域的康复科普知识与养生方法，构建起一个全方位、多维度的健康指导体系。相信通过多方位、多层次的学习与实践，读者定能找到适合自己的养生方式，享受健康快乐的生活。最后，我要衷心感谢所有参与本书编写的人员，正是他们的辛勤付出与无私奉献，才让这本《手把手教你康复养生》得以顺利出版。同时，也希望广大读者能够喜爱这本书，从中受益，并在日常生活中积极践行所学的科普知识与养生方法。

岐黄学者

中华中医药学会推拿分会名誉主任委员

上海中医药大学附属曙光医院院长

2025年5月

前　言

近年来，上海市浦东新区人民医院通过不断实践探索，成功开创了"文化＋科普"融合的工作模式，以文化建设推动科普事业蓬勃发展。医院始终专注于创作老百姓真正需要的科普作品，打造了全生命周期科普品牌"手把手教你守护健康"。我们针对医疗工作中老百姓不太了解或容易产生误区的医学知识，创作了短视频、情景剧微电影、专业知识课件等科普作品。同时，不断拓展创作形式，衍生出有声叙事音频、宣传册、漫画、舞台剧、科普图书等一系列作品，形成了一套生动有趣的科普知识传播创新方法。

其中，由上海科学技术出版社出版的《手把手教你家庭急救》于2022年问世，该书上市后广受好评，受邀亮相2023上海书展，并荣获上海医学科技奖三等奖。2024年，《手把手教你慢病管理》也顺利出版。至此，"手把手教你守护健康"系列丛书标签正式确立并得到认证。广大读者和科普爱好者一路见证着我们的成长与进步，我们也将不负期望，持续为大家带来更多优质的科普内容。

如今，我们精心编写的丛书第三册《手把手教你康复养生》与大家见面了，我们依然秉持创作专业、靠谱、易懂、有趣的科普内容的初衷。本次与读者见面的图书，内容丰富全面，涵盖家庭常见病症的康复练习、中医调理方法、养生保健知识以及常用的中药常识等多个关键内容。我们采用文字阐述与图画相结合的形式，力求深入浅出、通俗易懂地解读医学科普知识，传播健康理念，弘扬治病救人的精神，旨在为广大读者呈上一本全面、易懂、易学、实用、有效的健康指南，让大家轻松掌握康复知识和养生知识，提升自我保健能力。

本书主要面向大众人群，我们希望借此提高大众健康意识，倡导健康生活，使民众成为健康生活方式的践行者，助力更多人学会有效预防和控制慢性疾病的发生。希望这本凝聚着各方心血的科普图书，能为您的健康生活保驾护航。我们的"手把手教你守护健康"系列作品也将持续推出新作，希望大家能从中受益，开启健康生活的新篇章！

编 者

2025年4月

目 录

第 一 篇　康复篇　　　　　　　　　　　　　　　　　　　　1

1　咳痰又胸闷　康复巧支招 / 2
2　俯卧通气巧　"阳"后疲惫少 / 5
3　口齿不清晰　训练别着急 / 8
4　偏瘫莫心焦　体位要摆好 / 11
5　偏瘫难转移　技巧来解题 / 15
6　卒中存高张　康复促屈伸 / 18
7　居家活动难　环境妙改造 / 22
8　手抖脚又软　帕金森不"帕" / 25
9　面瘫口眼歪　康复保"面子" / 28
10　腱鞘炎手疼　"妈妈手"需治 / 31
11　守护半月板　健康行更远 / 34
12　崴脚莫大意　"警察"来帮你 / 37
13　久走脚底痛　缓解需理疗 / 40
14　补钙加锻炼　骨头不怕老 / 43
15　腰疼屁股麻　警惕腰突症 / 46
16　"富贵包"非富　体态需守护 / 49
17　手麻治颈椎　标本得治对 / 53
18　活动时肩痛　勿轻举妄动 / 56
19　网球肘困扰　理疗来帮忙 / 59

20	鼠标手犯愁	康复科来瞅 / 62
21	宝宝开口晚	筛查要趁早 / 65
22	侧弯不可怕	姿势从小改 / 68
23	产后形难复	康复收小腹 / 72
24	产后康复早	远离漏尿忧 / 75
25	痔疮苦难言	中医来救援 / 78
26	带状疱疹袭	中医来救急 / 81

第二篇　养生篇　85

27	警惕冠心病	规律作息好 / 86
28	重视高血压	定期检测佳 / 89
29	预防高血脂	清淡饮食好 / 92
30	血糖高需防	控食即可稳 / 95
31	失眠增烦恼	作息调整好 / 98
32	记忆防衰退	勤思以健脑 / 101
33	打嗝扰不停	掐腕安心眠 / 104
34	结石多疼痛	中医来帮忙 / 107
35	痛风痛苦多	饮食有讲究 / 110
36	头痛别慌张	穴位来帮忙 / 113
37	颈痛颈难舒	调整好坐姿 / 116
38	小儿咳嗽病	及时治疗好 / 119
39	发热需警惕	推拿来助力 / 122
40	应对伤食泻	饮食有良方 / 125
41	便秘不再扰	诀窍要知晓 / 128
42	生长发育迟	均衡营养妙 / 131
43	近视早预防	穴位莫要忘 / 134
44	黄斑要调理	护肤勤保湿 / 137
45	痛经莫烦恼	热敷按摩消 / 140

46	情绪调节好　更年期不慌 / 143
47	保湿抗衰早　食补不可少 / 146
48	产后通乳愁　饮食加按摩 / 149
49	舌诊辨健康　舌苔细端详 / 152
50	艾灸通经脉　疼痛都消散 / 155

第三篇　食疗篇　159

51	元气第一药　人参来帮忙 / 160
52	补气属黄芪　升补亦治疮 / 163
53	神仙食山药　专补脾肺肾 / 166
54	生地与熟地　补血又滋阴 / 169
55	补血又养颜　阿胶传千年 / 172
56	小小龙眼肉　平和最滋补 / 176
57	黄精养气血　补肾除体倦 / 179
58	果皇属桑椹　质润可生津 / 182
59	小小枸杞好　强体抗衰老 / 185
60	苁蓉补肾强　填精又润肠 / 188
61	韭菜子壮阳　功效确实强 / 191
62	杜仲强筋骨　愈伤把身补 / 194

康复养生关键词索引　197

第一篇

康复篇

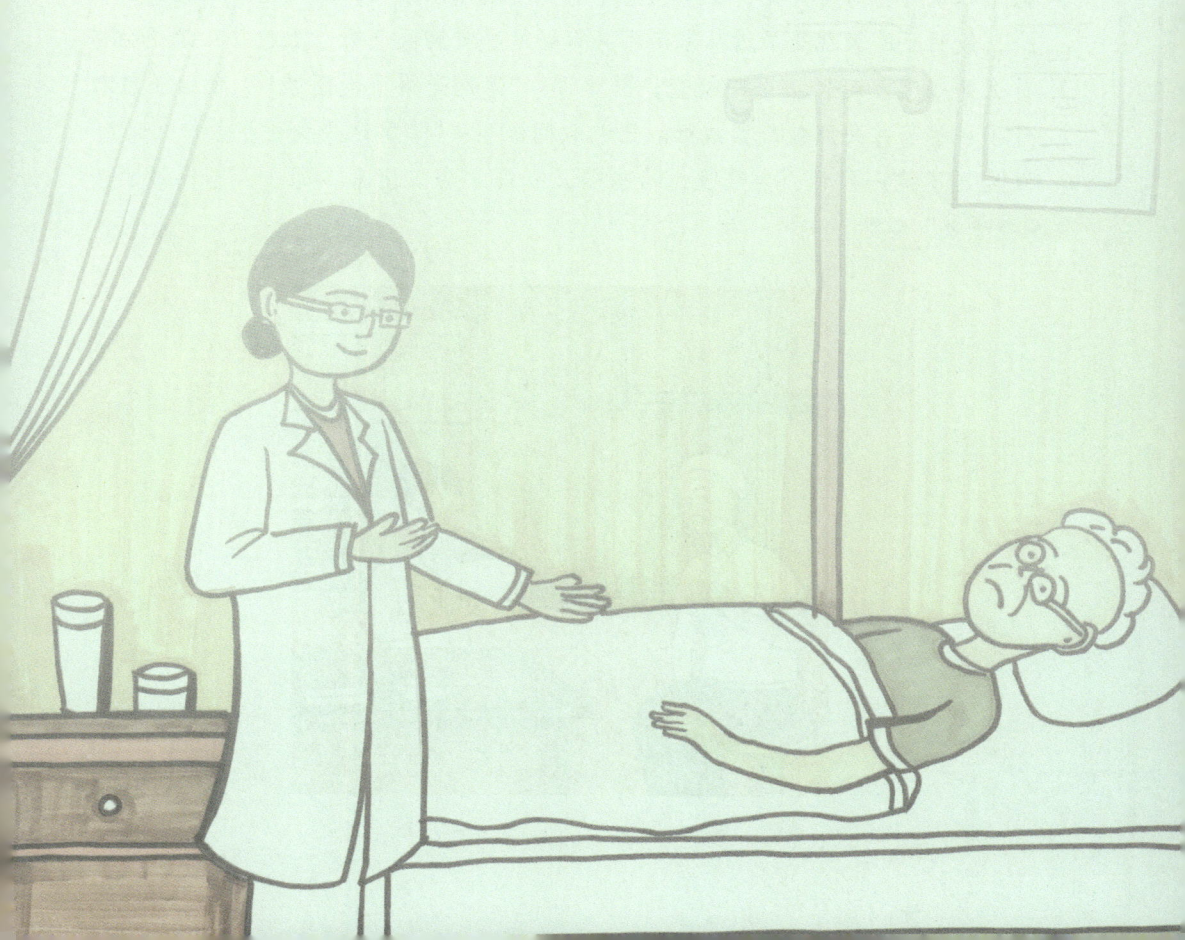

第一篇　康复篇

1 咳痰又胸闷　康复巧支招

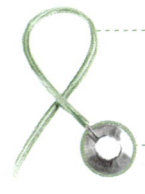

关键词：胸闷咳喘　呼吸康复技术

📖 **小故事**

　　65岁的王叔叔长期抽烟，退休后经常帮家里人去菜市场买买菜、跑跑腿。但不知从什么时候开始，王叔叔感觉喉咙里痰比以前多，力气比以前也小了不少，最明显的表现是最近从家走到菜市场就感觉胸闷气短。王叔叔心想不会得什么病了吧，赶紧去医院检查，医生说："您这是得了慢阻肺！"还给王叔叔开了一些药并关照他赶紧戒烟。王叔叔问医生："除了这些我还能做什么吗？"医生送了他一段话：会呼吸，治咳喘，有痰学会咳出来。那么，怎样做才叫"会呼吸"呢？

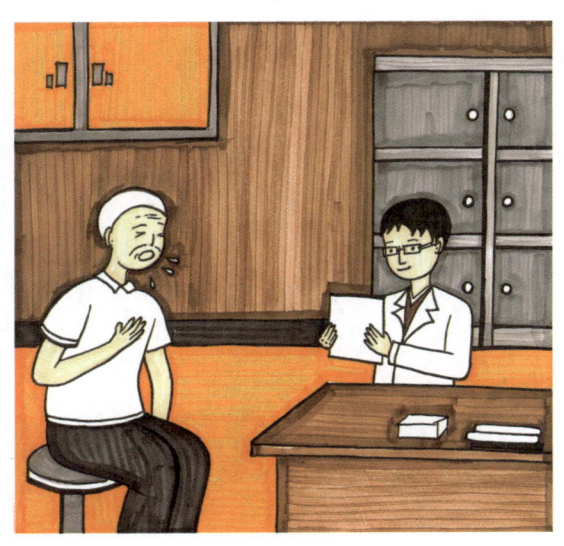

如何通过有效的咳嗽才能将痰液从支气管里排出呢？接下来就要向大家介绍一个呼吸康复技术，叫主动呼吸循环技术（ACBT）。

❓ 什么是主动呼吸循环技术（ACBT）？它到底有什么作用呢？

主动呼吸循环技术（active cycle of breathing techniques，ACBT）是一种灵活、可自主控制的弹性治疗和康复呼吸训练模式。通过打开气道，可对支气管内过多的分泌物进行松动和清除，使肺泡充分扩张，增加气道内的空气震动，帮助患者将痰液排出。

❓ 主动呼吸循环技术（ACBT）该怎么操作、怎么锻炼呢？

主动呼吸循环技术由三个循环往复的通气阶段组成，即呼吸控制（breathing control）、胸廓扩张训练（thoracic expansion exercises）、用力呼气（huffing）。

首先，操作前体位可坐在一个有靠背的座位上，将腰部、颈椎和肩膀放松。

- 呼吸控制（breathing control）：将自己上胸部和颈肩部放松，运用鼻子深吸气，嘴巴缓慢呼气，在吸气时腹部感觉隆起，呼气时腹部感觉内陷，控制吸气、呼气的时间比例为（1:2）～（1:3）。连着做6～8次后为下个阶段做准备。
- 胸廓扩张训练（thoracic expansion exercises）：充分扩张胸廓和肺脏，松动痰液。用鼻子做一个长而缓慢的吸气，同时双手平举做扩胸运动，在吸气末屏气3秒，然后做叹气样的呼气，同时缓慢放下双手。重复3～5次后准备进入第三阶段。
- 用力呼气（huffing）：是一种用于移动分泌物的动作。第一步：正常吸气后，用力地做快速长时间的哈气，可以想象前面有个镜子，对着镜子哈气，如果引起咳嗽咳痰，可将痰液咳出。第二步：先深吸气，然后再做一个用力的短暂的哈气。每次循环做1～2次。随后再做一段时间呼吸控制（breathing control），第三阶段结束。

❓ 自己在家做主动呼吸循环技术（ACBT）需要注意什么？

主动呼吸循环技术是一种被运用广泛、简单、灵活的呼吸康复训练模式，特别适用于咳嗽咳痰困难、呼吸功能减弱、新冠后的肺部感染等症状，不同年龄的人群均能安全进行。

> **Tips**
>
> （1）主动呼吸循环技术三个步骤的训练顺序次数可以按照自身需要和感受灵活调整，但每个步骤呼吸阶段不可缺少。
>
> （2）应在餐前或者餐后1～2小时进行训练。

（朱王颉）

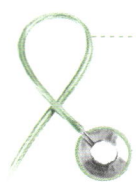

2 俯卧通气巧 "阳"后疲惫少

关键词： 肺康复　俯卧位通气

📖 小故事

65岁的张大爷平时爱抽烟喝酒，经常和几个朋友一起出去"搓"一顿，好不热闹，但这次聚完餐回来后突然高烧不断，头晕脑胀，咳嗽咳痰，医生让他做了核酸检测，查出来是"阳性"。

"阳"了之后的张大爷躺在病床上总觉得胸闷气短，胸口有"东西"，还有痰在喉咙，咳也咳不出。这下张大爷慌了，不知道该如何是好。医生告诉他一定要戒烟戒酒，还给张大爷出了一招：趴在床上。

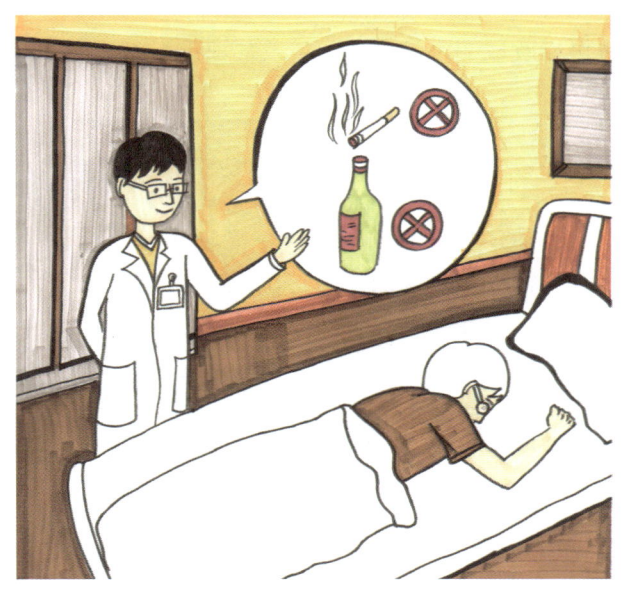

张大爷起初不信，胸口已经这么难受了，趴着不是更难受。他将信将疑地趴了一会儿，这一趴，感觉呼吸顺畅了，痰也咳得出了，身体也一天天好起来了，居然这么神奇！可把张大爷乐坏了。那到底是怎么回事呢？为什么趴着呼吸反而通畅了呢？趴的时候有什么要注意的呢？

"阳"了后为什么推荐趴着？

趴着，也就是俯卧位通气，俯卧位时可使心脏后方萎陷的肺泡复张，这明显减少了通气不良的肺泡，还可以减轻膈肌、心脏这些器官对肺脏的压迫，使胸腔的容积扩大，从而更好地改善肺的通气功能。在重力的作用下，也使气道内的分泌物更容易引流出。

俯卧位通气适用于清醒的有通气障碍的人群；有呼吸困难症状或者咳嗽较多，痰却不易咳出者；长期使用呼吸机和制氧机却不能纠正的顽固性低氧血症者。

俯卧位通气该如何操作呢？

俯卧位通气最好在餐后两小时进行。准备三个枕头，一个放在胸下，一个放在头下，一个放在脚踝处。将头侧着放在枕头上，保持口鼻通畅。双手尽可能放松放在身体两侧。时间30～120分钟。

如果长时间俯卧位受不了，可以在趴一段时间后，坐起来休息一下，然后再反复锻炼。也可以改成侧卧位。

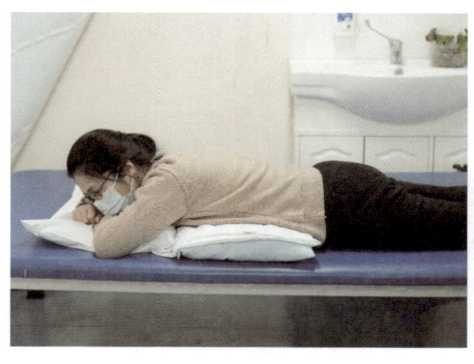
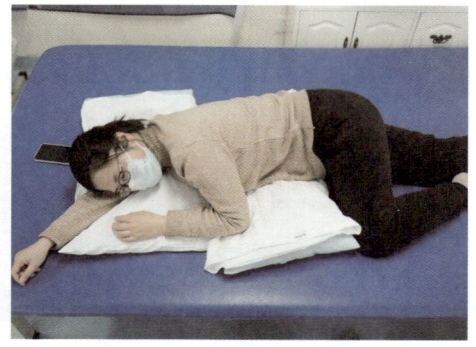

以上动作循环进行，尽可能增加俯卧位通气时间，每天坚持12小时效果更好。

操作俯卧位通气时需要注意些什么呢?

- 如有意识不清、严重心律失常、面部或锁骨骨折、脊髓损伤、颅内压高、脑水肿等病情不稳定者不适合俯卧位通气。
- 执行俯卧位通气时,一定要在有旁人看护下进行。
- 如需要供氧,氧气管应在视野范围内,将导管妥善固定,避免俯卧位时管道曲折、受压、过度牵拉。

Tips

俯卧位通气时间可视病情轻重灵活调整,常采用循序渐进的方法逐步延长治疗时间。

(朱王頔)

第一篇　康复篇

3 口齿不清晰　训练别着急

关键词：构音障碍　口齿含糊　脑卒中

📖 **小故事**

老张在单位一直是个热心勤劳的人，退休后也没什么特别的爱好，就爱每天去离小区不远的花园绿地里跟老兄弟、新朋友侃天侃地，兴致高了，还能跟着大妈们高歌一曲。老伴和子女看着老张每天乐呵呵的，都替他高兴。

然而有一天晚餐后，老张突然感觉一条腿无力，站不住，说话也有点大舌头，连忙被送医就诊。最终诊断为脑卒中，好在发现及时，住院没几天就出院了，此后依然手脚灵活，然而，口齿含糊不清的后遗症却让老张十分苦恼。出院后老张依然会去花园唠嗑，不过没再同大妈大爷们引吭高歌，有关系好的老兄弟也说他说话嗡嗡的像低音炮，舌头也短了一截。老张是听在耳里，急在心里……

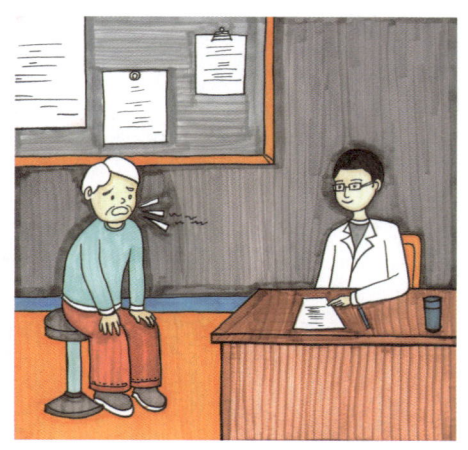

❓ 什么是构音障碍？

构音障碍有多种分型，既能与其他语言症状同时存在，也能单独发生。老张的症状是典型的脑卒中后的运动性构音障碍，是由与说话、发音有关的肌肉运动不协调（或强或弱）、发音器官不能到达准确位置造成的障碍表现。

❓ 构音障碍有哪些表现？

根据参与说话、发音有关的肌肉运动能力的不同，表现也不同。常见的有：鼻音重（像老张"低音炮"般的嗡嗡声）、发音拖长、气息短、说话不自然地中断、发音不清、音调音量单一（缺少抑扬顿挫）等等。

❓ 构音障碍能恢复吗？

相比合并失语症、听力障碍等其他障碍的患者，单纯的构音障碍由于病灶较小，且没有其他神经系统的并发症，因此经过康复锻炼后大多能恢复正常。

❓ 如何科学练习？

- 腹式呼吸训练：端坐状态下，用鼻子平稳吸气，吸气式腹部鼓起，再用嘴巴缓慢吐气，吐气时长为吸气的3～6倍为宜，吐气时腹部缓慢下陷。
- 克服鼻音化训练：吹哨子、吹蜡烛练习，引导气流从口腔通过。双手用力推墙或推桌的同时发"啊"音，促进腭肌收缩。口含吸管吸空气，同时用手指堵住吸管另一端，感受软腭上抬。
- 唇面部训练：面对镜子，交替做龇牙、噘嘴动作，龇牙时尽量露出足够多的牙齿。将系线的纽扣放在牙齿和嘴唇中间，从多个方向一手向外轻拉细线，双唇用力抿住纽扣进行抵抗。
- 舌部训练：轻微张开上下颌，舌尖用力将两侧脸颊轮流顶起。在嘴唇上涂抹酸奶或放置碎海苔，用舌将其舔去。用力伸舌，然后舌尖沿着上颚向里慢慢卷曲，反复数次，保持舌尖与上颚的全程接触。

> **Tips**
>
> 构音障碍患者在进行以上练习的同时，还应当建立信心，保持乐观心态，勇于开口交流。
>
> 如果患者说话不仅口齿含糊不清，还存在理解、呼名、阅读、计算、书写等能力的下降，则极可能伴随着其他语言障碍，应当及早进入专业的康复机构进行诊断治疗。

（徐　蕾）

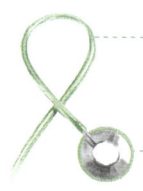

4 偏瘫莫心焦 体位要摆好

关键词：卒中偏瘫 良肢位摆放

📖 **小故事**

老张是一位平日里热爱广场舞的大爷，某天在跳舞时突然一阵头晕发作，晕倒在地，急忙被送到了医院急诊抢救，诊断为"脑卒中"。经过积极救治，老张恢复了意识，清醒过来的他发现自己左侧半边身体没有力气，都不听使唤了。医生除了给他开药、做治疗，还特别强调了一件事："老张啊，你这偏瘫的肢体摆放可有讲究，得按良肢位来！"老张一听，心里犯嘀咕："啥？良肢位？我这跳舞时都是随心所欲的，现在不能动了哪还讲究什么姿势？"医生解释："良肢位，就像是给你的偏瘫肢体定制的'休息站'，能让它们在最舒适的状态下康复，减少后遗症。"

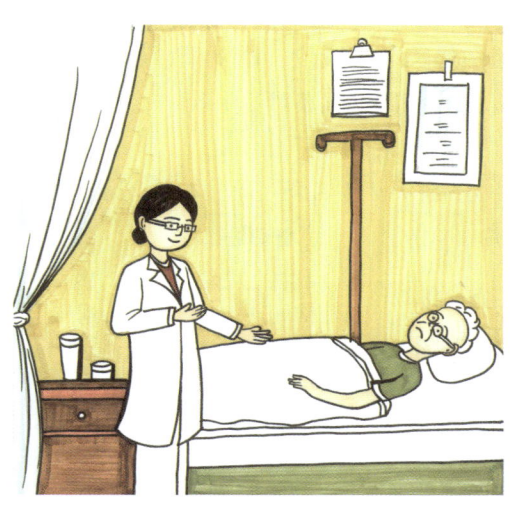

❓ 卒中患者应该什么时候开始进行康复治疗？

脑卒中在我国发病率高，致残率高，有70%～80%的患者会遗留不同程度的肢体运动功能障碍。偏瘫，又称半身不遂，是卒中患者最常见的运动障碍。康复介入时间越早，康复效果越好。建议在发病早期，病情平稳48小时内就可以介入康复治疗。

得益于目前卒中管理模式和MDT（多学科诊疗）模式的开展，患者早期在神经内科住院时就可以接受早期康复。早期以良肢位摆放、被动关节活动、并发症的管理为主。

❓ 为什么要进行良肢位摆放？

良肢位，又称"抗痉挛体位"，是一种为了促进患者偏瘫侧肢体恢复，抵抗痉挛模式的出现，避免肩关节半脱位等不良并发症而设计的体位管理。是卒中早期康复中非常重要的一个环节，建议早期就应注意良肢位摆放并坚持全康复过程。

❓ 良肢位摆放的优点：

- 避免肢体痉挛（异常模式：上肢屈肌痉挛，下肢伸肌痉挛）、僵硬及疼痛；
- 避免肺部感染、压疮等并发症；
- 保护关节，避免肩关节半脱位、足下垂、足内翻等；
- 为进一步康复训练创造有利条件。

❓ 如何进行床上良肢位摆放？

	仰卧位	健侧卧位	患侧卧位
头部	垫一枕头，不宜过高	垫一枕头，与肩同高，头稍前屈	垫一枕头，与肩同高，头稍前屈
患侧肩部	肩胛骨下面垫一软垫，使肩胛骨尽量向前伸，再将肩关节外展45°	肩关节尽量前伸100°左右	肩关节前伸位，前屈90°，避免肩关节受压后缩

(续)

	仰卧位	健侧卧位	患侧卧位
患侧上肢	肘、腕关节伸直，掌心向上 手指伸直分开	上肢下方垫枕头抬高，高于心脏位置 肘关节伸直，腕轻度背伸，掌心向下 手指伸直分开	躯干稍后仰，后背部放置较硬枕头固定 肘关节伸直，前臂外旋，腕关节背伸，掌心向上 手指伸直分开
患侧下肢	臀部、大腿处放一软垫，使髋关节稍向内旋，下肢保持中立位 膝下垫个小枕头，使膝关节稍弯曲 踝关节背曲，足尖向上，防止足下垂	髋、膝关节自然屈曲向前，放置于软垫上 踝关节稍背屈，防止足下垂	两腿之间放一软垫，髋关节略后伸，膝关节稍弯曲
健侧肢体	自然舒适摆放	健侧在下 自然舒适体位	上肢自然放在身上或身后，避免放身前 下肢自然屈髋屈膝，置于患腿前，切勿压迫患侧腿

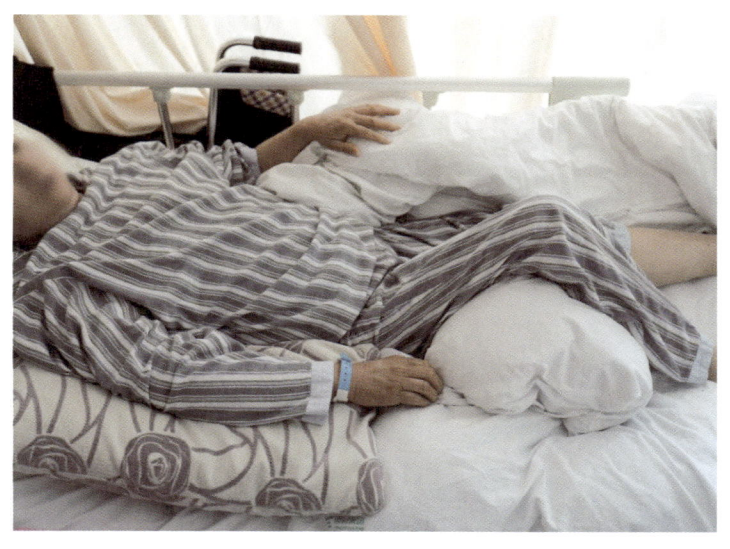

> **Tips**
>
> （1）卒中后病情稳定48小时内，就可介入早期康复。
>
> （2）正确进行良肢位摆放，使患者处于舒适、安全的体位，有助于加速肢体功能恢复。
>
> （3）建议每隔2小时进行体位变化，避免压疮。
>
> （4）翻身时一定要轻柔，患侧肢体可能感觉差，不要用力拖拽，避免二次伤害。

（庄　燕）

5 偏瘫难转移　技巧来解题

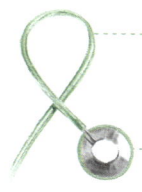

关键词：偏瘫　转移

📖 **小故事**

　　62岁的张先生一个多月前因为突发脑卒中被送到医院治疗，十几天后病情稳定后出院回家，因为右边的身体没有力气，不能走路，一直卧床在家，吃饭和大小便只能在床上解决，日常生活起居都靠老伴照顾。在家躺了一个月，张先生脾气越来越差，屁股后面出现了压疮，咳嗽咳痰愈发频繁，张太太想推他到室外晒晒太阳，但是儿子不在家，自己一个人又搬不动他，只能干着急⋯⋯

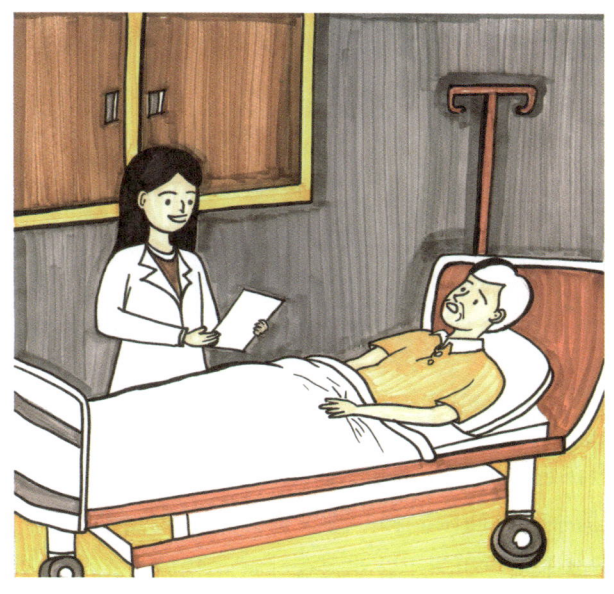

一侧肢体偏瘫是卒中患者最常见的功能障碍，严重者需长期卧床，不仅影响生活质量，还会出现一些并发症，但对于大多数人来说，转移偏瘫患者是很困难的。这样的病例并不少见，有没有方法可以解决这个难题呢？有！只要掌握了转移的技巧和方法，转移便不再是难题。

转移并不是单纯靠力气去搬抬患者，而是利用一些惯性的技巧方法去减轻家属的负担。接下来我们便谈谈如何实现偏瘫患者在床和轮椅之间的转移。

如何患侧坐起？

患者先移动至床边合适距离，患侧卧位，患者双腿远端垂于床边，然后健侧上肢向前横过身体，同时旋转躯干，健手在患侧推床以支撑上身从患侧坐起，并摆动双腿，完成床边座位。

如何健侧坐起？

患者先移动至床边合适距离，健手握住患手，健侧下肢插到患肢下方，健侧下肢将患侧下肢移至床边垂下，身体转向患侧，健手松开患手，颈部前屈，躯干向健侧旋转，先健肘支撑后健手支撑，再缓慢坐起。

如何实现床－椅转移？

（1）先检查轮椅的刹车、保护带、脚踏板是否正常。

（2）患者坐在床边，双足平放于地面上，轮椅放在患者健侧斜前方，使轮椅与床成30°～45°夹角，刹车并移开足托。

（3）健手抓住轮椅外侧扶手，双足着地，与肩同宽，患者重心前移，抬起臀部。

（4）以健足为轴缓慢旋转身体，使臀部对准椅子弯腰缓慢坐下。

（5）将双脚放于脚踏板上，调整好坐姿，拉好保护带松开刹车。

如何实现椅－床转移？

（1）患者坐在轮椅上，双足平放于地面上，将健侧轮椅靠近床边，与床成45°角，刹住轮椅手刹，向两侧移开脚踏板。

（2）患者用健手支撑于床上，患足位于健足稍后方，双足着地，与肩同宽。

5 偏瘫难转移 技巧来解题

（3）患者躯干前倾，健手用力支撑，抬起臀部，以双足为支点转动躯干直至背对床沿，确认双腿后方贴近并正对床沿后坐下。

（4）调整姿势坐好，辅助患者平躺。

Tips

转移前注意拉好手刹，向患者说明动作要领，以便于其配合，转移时家属在旁监护，注意保护好患侧上肢，尤其有肩痛的患者；做好防跌倒措施，如有困难请及时停止休息。

（甘梦洁）

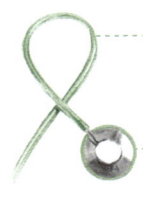

6 卒中存高张　康复促屈伸

关键词： 肌张力　运动障碍　康复训练

📖 小故事

老张中风后积极配合康复训练，3个月后，就能自己拄着拐杖走十多米了。跟家人和医生商量过后，老张决定回家住一段时间。回到家的老张走路时患侧胳膊会不受控制地弯曲在半空中，同时，为了患足不拖地，腿也要抬得特别高。老张觉得自己行动不便，走路姿势也不好看，就很少出门和老朋友聊天吃饭了。权衡过后，老张决定再次求助医生，调整康复方案后继续锻炼。

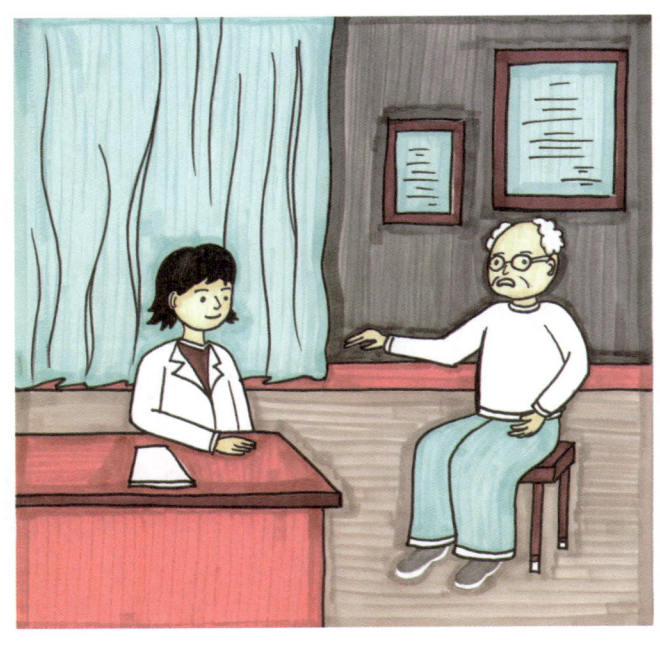

脑卒中（又称"中风"）后部分患者可能出现一侧肢体僵硬，表现为患侧上肢屈肌张力高，难以完成系扣子等精细动作，下肢足下垂，出现异常步态，严重影响生活自理能力。如果出现肌张力高的情况，除了药物和手术以外，康复治疗也是极为有效的辅助治疗手段。

肌张力高是什么？

肌张力高就好比身体里的肌肉像绷紧的绳子一样。正常情况下，肌张力可维持身体姿势、协助运动，过高或过低都会影响运动功能和身体姿势。例如，脑卒中患者的胳膊肘想伸直很困难，因为肌肉太紧张了，像绳子一样使劲拽着，不让关节自由活动，给正常的行动带来很多麻烦。如果我们希望他们的胳膊肘能自如地伸直，就需要放松负责弯曲胳膊的肌肉，同时，加强伸直胳膊的肌肉力量。这样一组成对工作的肌肉，就是主动肌和拮抗肌，当我们想伸直胳膊时，可以伸直胳膊的肌肉就是主动肌，能弯曲胳膊的就是拮抗肌。

了解这些原理，有助于患者和家属更好地配合康复治疗，努力恢复肌肉的正常功能状态。

康复治疗怎么做？

物理治疗

（1）主动运动：鼓励患者在健侧带动下，主动进行上肢和下肢关节的屈伸、旋转等运动，动作从易到难，逐步增强对肢体控制的信心。

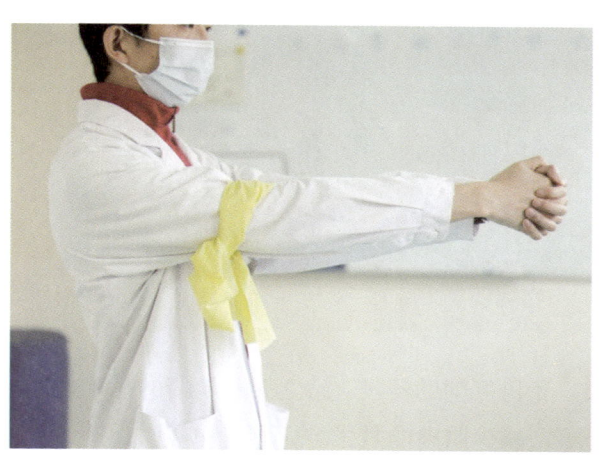

(2) 抗阻运动：降低肌张力还可以通过增强拮抗肌的肌肉力量和耐力来实现，在患者能够承受的范围内，进行适当的抗阻运动。例如，使用弹力带、小重量的哑铃和沙袋等进行训练。

(3) 牵伸训练：通过缓慢、持续的牵伸也能帮助伸展紧张的肌肉。使肌纤维逐渐被拉长、重塑，改善肌肉的弹性，降低肌张力。

(4) 理疗法：除了运动，通常还会利用光、热、水、电等物理因子辅助进行康复治疗。如热敷、红外线等温热疗法可以促进血液循环，放松肌肉；或将电子生物反馈的电极片放置在足背屈（勾脚）的肌群上，缓解足下垂。

作业治疗

(1) 日常生活活动训练：通过训练患者进行穿衣、进食、洗漱、转移等日常生活活动，既可以提高患者的自理能力，又能在反复训练过程中形成正确发力的肌肉记忆。

(2) 手工制作：如折纸、绘画、编织等活动，在完成作品的激励下，可以帮助患者锻炼患手的精细动作，增加灵活度，降低手部肌张力。

康复辅具的应用

(1) 矫形器：如分指板、矫形鞋、踝足矫形器等可以帮助患者保持关节的正确位置，防止肌肉挛缩，改善步行功能。

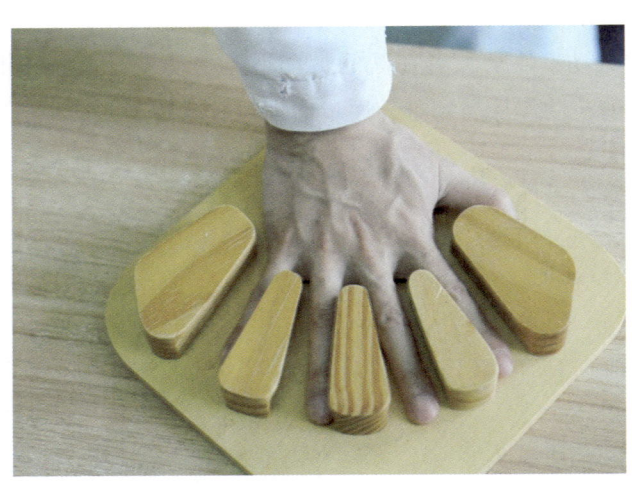

(2) 站立架、轮椅等辅助器具：站立架和轮椅的正确使用也很重要，让患者在舒适的姿势下，减少肌肉的紧张。

Tips

(1) 脑卒中后肌张力增高是常见的症状,在康复过程中出现往往代表着从软瘫期进入到下一个阶段了。

(2) 降低肌张力一方面需要放松紧张的肌群,另一方面需要对应的拮抗肌收缩。双管齐下,效果翻倍。

(3) 心情的调控也很重要。在陌生的环境下,以及出现紧张、焦虑的情绪时,肌张力更不受控制。调节好心情后,肢体会自然放松。

(王宇娇)

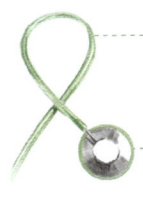

7 居家活动难 环境妙改造

关键词：居家康复 环境改造

📖 小故事

李伯确诊帕金森病有3年了，在家人照料下坚持在家中和小区里走路锻炼。这天，他坐在沙发上看电视，专家推荐老年人练习运动，李伯一时冲动突然起身，紧接着眼前一黑，整个人不由自主地向一旁倒去，他试图抓住身边的东西来稳住自己，却只抓到空气。家人听到声响急忙跑来，只见李伯痛苦地躺在地上，脸色苍白。

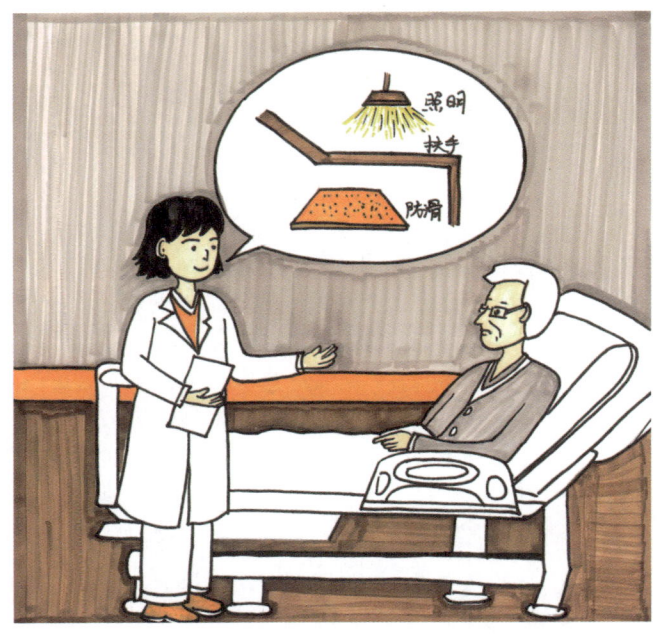

7 居家活动难 环境妙改造

❓ 居家康复如何先行防跌？

通常，患者在病情稳定后会选择回到家中进行锻炼。相比医院，家中熟悉的环境更能让患者放松心情，有利于积极运动恢复功能。而且，负责照顾的人也无需奔波，长期坚持下来更轻松。

在居家康复中，预防跌倒至关重要。跌倒是导致老年人骨折的重要原因，由于老年人骨质相对疏松，跌倒后不仅愈合缓慢，还可能引发如肺部感染等一系列并发症。特别是对于本身就存在脑血管疾病风险的人群，跌倒引发的颅脑损伤可能加重病情，影响大脑的正常功能。其次，会打击康复者的信心，使其对活动产生恐惧，影响康复进程。

❓ 降低跌倒风险有哪些小妙招？

- 消除地面障碍物

地面应该保持整洁、干净，及时清理过道上的杂物，如鞋子、箱子、玩具等，过长的电线需要固定并收纳起来，不要散落在地上。

- 改善照明条件

在过道、卫生间等重点区域安装足够亮的灯具。床头放置台灯，或者安装感应灯，人经过时自动亮起，方便夜间行动。

- 安装扶手

在楼梯、卫生间和走廊等地方安装牢固的扶手。楼梯扶手应连续且高度适中，方便康复者上下楼梯时抓握。卫生间的扶手可以安装在马桶旁边和淋浴间内，帮助康复者起身和保持平衡。扶手的材质应选择防滑、耐用的，安装时要确保牢固可靠。

- 调整家具布局

家具的摆放要合理，避免妨碍行动。沙发、椅子等家具的高度要适中，并且有稳固的扶手借力，方便康复者起身。床的高度应使康复者的脚能够轻松着地。如果有轮椅使用者，要确保房间内有足够的空间供轮椅移动。

- 保持卫生间干燥

卫生间是容易滑倒的地方。要确保卫生间地面干燥，可以使用防滑垫，并及时清理积水。安装淋浴座椅，让康复者可以坐着淋浴，减少因高温缺氧，或者沐浴产品湿滑产生的跌倒风险。

Tips

（1）神经系统疾病产生的后遗症往往是长期的，在漫长的康复过程中，安全的居家康复环境可以减少患者的意外受伤风险，使照顾者更放心地去做自己的事情。

（2）简单的家庭环境改造可以在网上购买相应产品进行安装，但一定要注意购买合格产品，正确安装，以及正确使用。

（3）如果有为父母装修养老房的打算，可以参考适老化设计。例如，比起传统的医用扶手，将具有类似功能的低矮家具进行合理布置，既能起到辅助老人行动的作用，又能在外观上与家居环境融为一体，会让老人更容易接受。

（王宇娇）

8 手抖脚又软　帕金森不"帕"

关键词：帕金森　震颤麻痹

📖 小故事

　　60岁的王阿姨在一所大学的食堂工作，学校马上就要举行"最美阿姨"的评选活动了。王阿姨在食堂工作20年了，与许多学生和老师的关系都非常好，熟络到每次他们来吃饭，王阿姨都能报出对应的名字。王阿姨心想这次的评选荣誉一定非她莫属了。可是到了评选结果公示的那一天，王阿姨却傻了眼。这次的"最美阿姨"称号居然被一位刚来食堂任职不久的李阿姨拿走了。王阿姨气不打一处来，找到了评选活动的负责人，一定要问问这结果究竟是怎么回事。负责人回答王阿姨："人家李阿姨每次给同学们打的饭菜又稳又好，

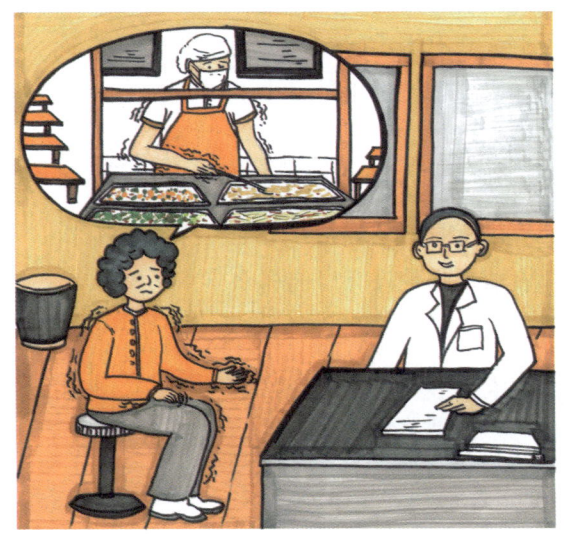

你为什么总是故意把菜勺里的荤菜全抖落下去呢？"王阿姨委屈地说："我这哪是故意的呀！我也不知道为什么会手抖呀……"

看到这，大家都明白是负责人误会了王阿姨，王阿姨其实是患上了帕金森病，那么帕金森病具体有哪些症状呢？该如何判断、治疗帕金森病呢？

❓ 帕金森是不是就是手抖啊？为什么有的人得了帕金森就"瘫"了啊？

帕金森病又称特发性帕金森病，也称为震颤麻痹，是中老年人常见的锥体外系疾病，也是中老年人最常见的神经系统变性疾病。帕金森病是一个慢性的进展型疾病，它的早期症状主要为静止性震颤，表现为患者的拇指与屈曲的食指间呈现搓泥丸样的动作，也就是小故事中提到的"手抖问题"。患帕金森病 5～8 年后，近 50% 的患者会出现肌肉震颤、强直、运动不能（或运动减少）以及姿势和平衡障碍问题。

❓ 那我们又如何判断我们是否已经"帕"了呢？

目前，国际通用的帕金森病筛查问卷由 9 个问题组成，大家可以问问自己以下这 9 个问题，每个问题如果回答"是"就计 1 分。如果超过 3 分，则要提高警惕了，建议您马上到医院做进一步检查。

❓ 帕金森筛查问卷有哪些内容？

（1）你从椅子上起立有困难吗？
（2）你写的字和以前相比是不是变小了？
（3）有没有人说你的声音和以前相比音量降低了？
（4）你走路容易跌倒吗？
（5）你的脚是不是有时突然像粘在地上一样抬不起来？
（6）你的面部表情是不是没有以前那么丰富了？
（7）你的胳膊或者腿颤抖吗？
（8）你自己系扣子困难吗？
（9）你走路时是不是脚拖着地走小步？

8 手抖脚又软 帕金森不"帕"

❓ 已经出现一点症状了，该怎么治疗呢？

帕金森病患者的病程早期可以开展药物治疗、康复训练、心理疏导等。康复训练的种类可包括步行、快走、骑自行车、太极拳、健身操、跳舞等。老年帕金森病患者建议从低强度开始，慢慢进行。每周锻炼3天，每次至少10分钟。但如果出现气急、气短、头晕等症状时应立即停止活动，即刻休息至身体无恙。通过这些居家以及户外的康复训练，有助于帕金森的治疗进展，让患者获得更好的生活质量。

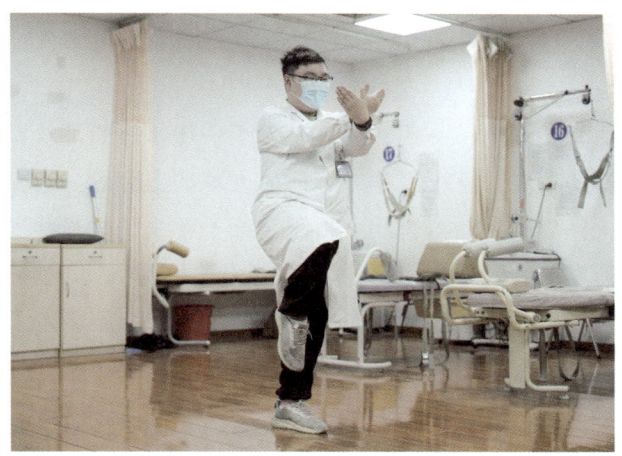

Tips

合理饮食，适度运动；规律作息，保持乐观；定期复诊，及时治疗。

（王逸凡）

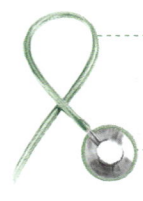

9 面瘫口眼歪 康复保"面子"

关键词：面瘫 康复治疗

小故事

小钱是个体育爱好者，一天，他熬夜看了一场精彩的足球比赛，因为意犹未尽，他和好朋友们相约下午到体育公园的大草坪上去踢一场。下午的太阳火辣，小钱和小伙伴们踢得热烈，汗如雨下，好不畅快。比赛结束，大家各自回家。小钱一回到家就打开了立式空调，面对面吹了起来，凉风拂面，让他感到非常舒服。因为感觉很累，小钱吃完晚饭，简单擦了把脸就躺下睡着了。第二天一早，他迷糊中感觉口角有点湿，他想把嘴巴闭起来，总感觉哪里不对，马

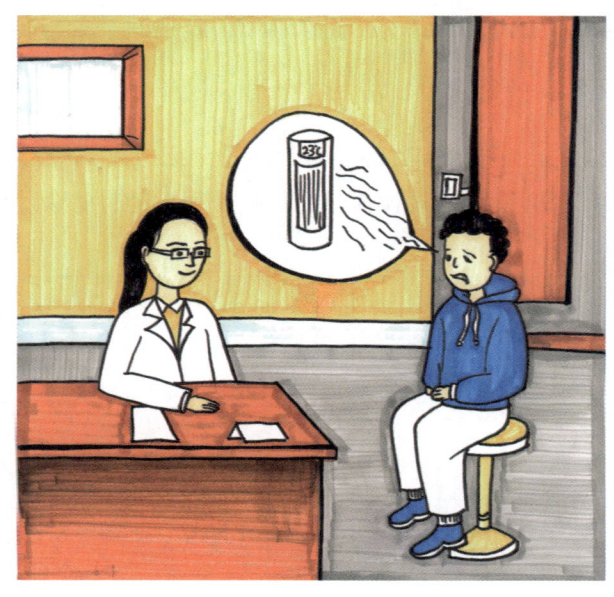

9 面瘫口眼歪 康复保"面子"

上起身照了下镜子,这一看把他吓一跳,镜子里是一张口眼歪斜的脸。小钱马上打车到最近的医院,经过医生细致检查,最后诊断是周围性面瘫,并给他开了药物进行治疗,同时嘱咐他近期要清淡饮食,注意休息。

什么是面瘫?

面瘫,俗称"吊线风""歪嘴风",是指出现不能完全闭眼、口角歪斜、流口水、说话漏风等面神经麻痹症状表现的疾病。任何年龄均可发病,以20～40岁最为多见。大部分为单侧面瘫,少见双侧面瘫。

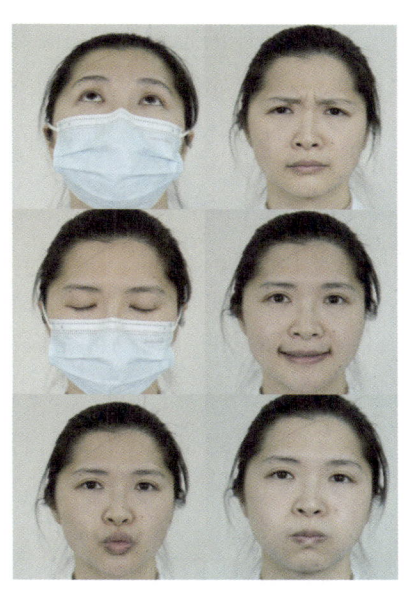

出现面瘫,我们要怎么办?

及时就诊。医生会根据患者的症状表现以及相关检查判断病因,如果是单纯性的面神经炎,那么,医生可能会使用一些激素类及营养神经类的药物;如果有病毒感染,也会联合使用抗病毒药物;如果是其他疾病导致的面瘫,那就要对原发疾病进行针对性的治疗。

周围性面瘫的康复治疗方法有哪些?

像小钱这种得了周围性面瘫的患者,除了药物治疗,同时也要重视康复治疗,减少后遗症的发生。在急性期,为了促使局部炎症、水肿及早消退,促进面神经功能的恢复,我们可以使用高频电疗(无热量)、半导体激光等治疗;在恢复期(一般是发病7天以后),可以予以局部红外线照射、中医针灸治疗。当面神经功能开始恢复,也就是面肌能活动的时候,可以做一些动作训练。我们先搓热自己的双手,然后把双手敷于面部,进行初始的准备,然后开始做抬额、皱眉、闭眼、咧嘴笑、鼓腮、噘嘴等动作,每个动作要争取做到位,做3～5遍,以后逐渐增加,整个过程每次约10分钟,这一组动作可以每天练3～4次,最好对着镜子进行练习,以了解自己的动作是否标准、是否有进步。

得了周围性面瘫，需要注意什么？

（1）注意保护眼睛，睡觉时如不能完全闭眼，可佩戴眼罩进行临时的防护；对于眼睛干涩，可使用人工泪液对症治疗。

（2）要注意面部保暖，戴口罩是一种非常好的保护方式。

（3）面瘫的患者注意避免着凉，可使用温水洗脸。

（4）在平常的饮食中，也要注意合理饮食，不要吃辛辣的食物。

（5）注意休息，不可熬夜，避免劳累。

Tips

（1）出现面瘫要慎重对待，不可忽视，且不说它会影响外形，有的时候面瘫症状的出现也可能提示存在其他严重的疾病，所以及时就医非常必要。

（2）面瘫如果没有进行合适处理，可能会遗留后遗症，影响个人"面子"，患者容易出现焦虑、社交恐惧等情况，需注意心理疏导。

（蒋琳玲）

10 腱鞘炎手疼 "妈妈手"需治

关键词：腱鞘炎　握拳尺偏试验

📖 **小故事**

小梅是一名家庭主妇，日常家务亲力亲为，她时常觉得洗完碗筷拧干洗碗巾时，右腕部疼痛，用手碰触局部的话疼痛还会更明显。一开始她并没有重视，但过了两周，她右腕的疼痛不仅没有好转，还加重了，连买菜提东西都受到了影响，于是她决定去医院看看。医生为她做了肌骨超声检查，显示右侧桡骨茎突处拇长展肌腱和拇短伸肌腱腱鞘增厚，腱鞘积液，诊断为桡骨茎突狭窄性腱鞘炎，并做了针对性的治疗。

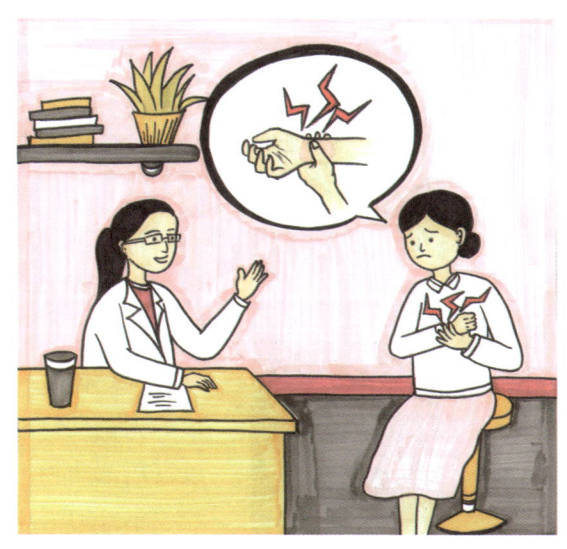

什么是腱鞘炎？

腱鞘炎是指腱鞘因机械性摩擦而发生的无菌性炎症，好发于手及腕部，是临床多发病、常见病。多数腕部腱鞘炎是由于手腕过度活动而引起腱鞘和肌腱炎症水肿产生疼痛，继而增厚，使肌腱在鞘管内滑动产生障碍成为狭窄性腱鞘炎。临床比较常见的是桡骨茎突狭窄性腱鞘炎。

什么样的人容易患桡骨茎突狭窄性腱鞘炎？

常用手的人容易患此病，比如手工劳动者、厨师、家务劳动者、电脑操作人员、手机控等。还有一类就是长期抱着孩子、手腕长期负重的哺乳期妈妈们容易得该病，所以也叫"妈妈手"。

桡骨茎突狭窄性腱鞘炎都有哪些症状呢？

（1）拇指根部靠近手腕处疼痛，可向拇指及前臂放射，拇指及腕关节活动时加重。

（2）拧毛巾、拧瓶盖等动作无力。

（3）检查时拇指根部靠近手腕处肿胀，明显压痛，有时可触及皮下硬结。

（4）桡骨茎突腱鞘炎试验也叫握拳尺偏试验阳性（即患手拇指屈于掌心握拳，然后将腕关节被动地向尺偏，拇指根部靠近手腕处产生疼痛并加剧）。

桡骨茎突狭窄性腱鞘炎的治疗方法有哪些？

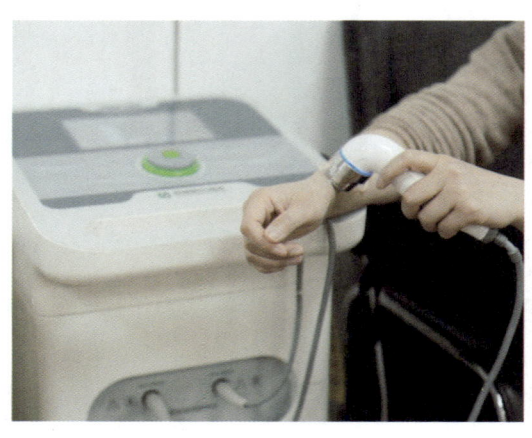

首先是注意休息，避免反复用手的动作，可佩戴护具进行相应保护制动。其次，可以口服或局部外用消炎止痛药物。另外，可以选择高频电疗法、超声波治疗、半导体激光、体外冲击波治疗等无创性物理因子治疗。也可以行局部药物注射、针灸推拿治疗、小针刀治疗等。

对于保守治疗效果不佳，疼痛反复发作的患者，需考虑进行手术治疗。

❓ 恢复期能做哪些锻炼呢？

功能锻炼：疼痛缓解后可开始进行手腕屈曲及背伸训练，促进血液循环；轻轻握拳，再张开且手指伸直，反复练习；适当拇指外展及背伸锻炼，避免腱鞘内组织粘连；这些锻炼需循序渐进，强度以不引起疼痛为宜。每个动作可以锻炼5～10遍，每天锻炼3次。

> **Tips**
>
> （1）本病发作时可有腕部疼痛，有些患者就不敢动，其实要配合适当的锻炼，才能预防复发。
>
> （2）该病容易反复发作，避免过度的手部活动，可以减少本病的发生。
>
> （3）避免腕部受凉，可佩戴护腕。

（蒋琳玲）

第一篇 康复篇

11 守护半月板 健康行更远

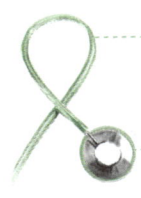

关键词：半月板 膝关节 合理运动

📖 小故事

青春靓丽的小孙面容姣好，身材火辣，因此大学时期能在课余参加一些展览模特的兼职。但是自从毕业进入社会全职工作后，长期久坐，运动减少，小孙的体重开始增加，以前买的衣服、裙子穿起来都有点困难。看着镜中勉强穿上露脐装的自己，小孙下定决心要做好身材管理，于是计划每天户外跑步一小时，每周打两场羽毛球。

小孙是个自律的人，经过一个月的锻炼，果然又能轻松地穿上美美的裙子了，但是自上次打完羽毛球后，左膝不时隐隐作痛，有时甚至屈伸困难。就医

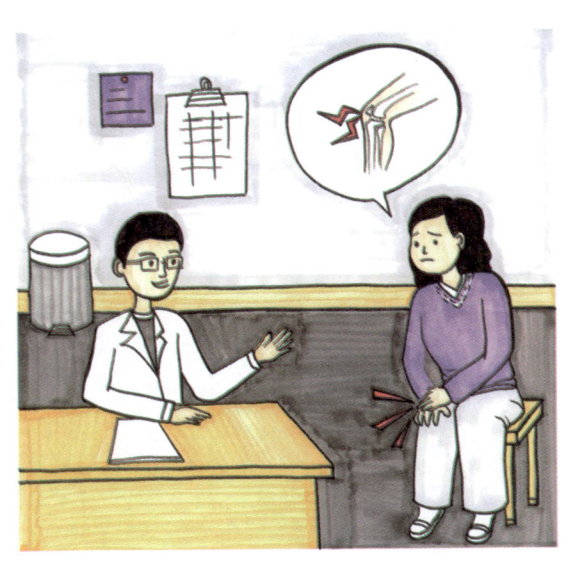

11 守护半月板　健康行更远

后，经影像检查显示小孙的半月板存在损伤。小孙对此也十分沮丧，日常生活活动受影响不说，有些服饰看来又要穿不上了。

❓ 半月板是什么？

膝关节中最主要的承重关节是胫骨关节，也就是小腿胫骨和大腿骨组成的关节，而在这个关节中间的连接处，有一重要"缓冲垫"，就是半月板。

半月板分为内侧半月板和外侧半月板，形状上，外侧半月板为C形，内侧为O形，是坚韧的纤维软骨。它的存在阻止了股骨和胫骨的直接接触，使关节接触面积增加3倍，不仅降低了关节软骨的压强，也避免了来自大腿骨的负担直接传递到小腿上，起到了"减震器"的作用。除此以外，半月板还具有润滑关节软骨、增加本体感觉、稳定膝关节等作用。

❓ 小孙的半月板为何会出现损伤？

小孙因为学生时期体育一直不错，所以对自己的身体素质比较有自信，一方面虽然已经长期缺乏运动，但是在执行这次减肥计划时未做充分的热身运动，运动强度过大，另一方面，长时间在户外坚硬的水泥路面跑步，鞋底材质也偏硬，半月板承受了过度的冲击。以上情况均可造成半月板损伤。

❓ 哪些场景容易损伤半月板？

足球、羽毛球、篮球、舞蹈等运动中急停或落地时伴随转向，也就是膝关节负重屈曲并扭转时，是半月板损伤的常见场景。

此外，深蹲、上下楼梯、长时间步行、跑步以及过大的体重均可能损伤半月板。

❓ 如何保护半月板避免损伤？

（1）控制合理体重、避免过度肥胖。如上楼梯时，膝关节将承受超过体重4倍的压力，大体重意味着活动中膝关节承受的压力更大。

（2）运动前充分热身，运动强度循序渐进、量力而行。充分热身，不仅能提高神经兴奋性，让全身肌肉进入准备状态，也有助于膝关节囊分泌滑液润滑关节。运动过程中不可逞强，保证技术动作处在自身掌控范围内，以免受伤。

(3) 穿跑步鞋在塑胶跑道上跑步。跑步在我们看来是最简单也是最常见的运动，其实这项运动也有讲究，相比于休闲鞋、水泥路面、柏油路面，跑步鞋和塑胶跑道更有弹性，可以缓冲膝关节的部分压力。

(4) 上下楼梯时要扶好扶手，避免一次跨多个台阶，爬山时使用登山杖。上楼梯时跨台阶越多，膝关节承受的压力越大。而登山与上下楼梯的场景相似，登山杖和扶扶手都可以分担一部分膝关节需要承受的重量。

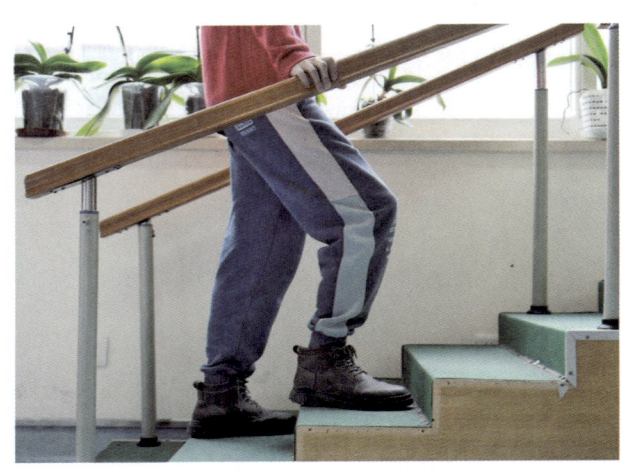

Tips

运动过程中出现疼痛或不适，应当立即停止运动，避免损害加重。

（徐　蕾）

12 崴脚莫大意 "警察"来帮你

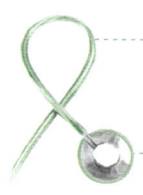

关键词：踝扭伤　康复　POLICE原则

小故事

小明爸爸年轻时爱好运动，经常参加跑步、打篮球、踢足球等活动。但随着工作繁忙，运动也少了，体重也增加了。最近小明迷上了蹦床运动，在蹦床上轻轻一跳，就能蹦起比平常高得多的高度，后空翻、蹦床扣篮等，惊险刺激，太好玩了。这天，小明爸爸和相熟的家长们约着一起遛娃，大家来到了一家新开的蹦床公园，打算让孩子们在这儿放肆蹦跳，玩个痛快！小明爸爸看着小朋友们在蹦床间飞奔跳跃，快乐玩耍，自己的运动细胞也蠢蠢欲动起来，匆匆忙忙换上防滑袜，还没进行充分热身，就跳入了蹦床区……

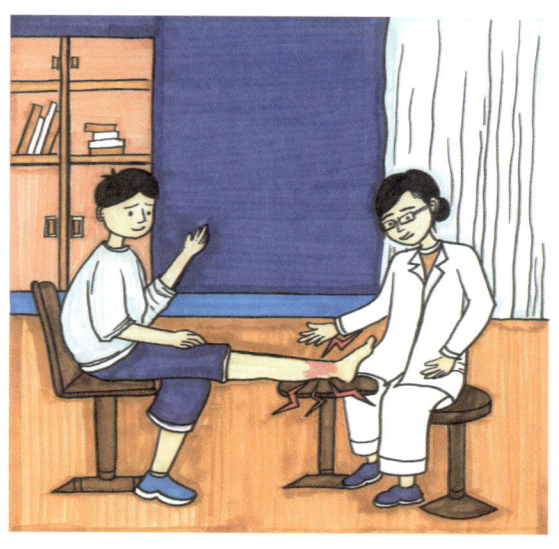

"哎呀！"随着一声惊呼，只见小明爸爸一个重心不稳，不小心摔倒了！他崴脚了，凭着以往经验，他觉得自己以前运动时也曾崴过脚，休息几天就好了，所以没有重视。可是第二天，脚踝越来越肿，疼痛也没有减轻，这才去医院检查，做了踝关节的核磁共振，提示"距腓韧带损伤"。康复科医生通过评估小明爸爸的病情，用POLICE原则对他进行了治疗，经过一系列的康复治疗后小明爸爸的脚消肿了，不痛了，踝关节稳定性也增加了，又能愉快地带娃玩耍了。

踝关节扭伤是怎么发生的？

踝关节扭伤是一种常见的运动损伤。在这个小故事中，小明爸爸运动前没有充分热身，自身体重又比较大，近期也缺乏体育锻炼，加上以前崴脚不重视，可能已经造成了踝关节不稳定，此次蹦床软垫又高低不平，这些都是造成踝关节扭伤的危险因素。

崴脚需要到医院就诊吗？

在日常生活中，崴脚了一定不能掉以轻心，建议及时就医，以免延误病情。尤其是崴脚后脚踝肿痛的，需要立即到医院检查，排除是否有骨折或是韧带损伤。韧带损伤后如果不进行规范治疗，可能造成损伤部位修复不良，影响踝关节稳定性，造成习惯性踝扭伤。这就是为什么有的人崴过脚后经常容易再次崴脚。

如何判定踝关节扭伤的严重程度？

踝关节损伤按严重程度分为3级：
1级：轻度疼痛，能耐受，韧带轻度损伤。
2级：中等疼痛肿胀，活动受限，部分韧带断裂，需应用保护支具进行固定。
3级：明显肿胀疼痛，关节不稳，韧带完全断裂，部分患者建议手术处理。

康复科医生如何运用POLICE原则进行治疗？

P：保护（protect），保护踝关节，及时制动休息。避免损伤进一步加重。
OL：适当负重（optimal loading），早期适度负重训练，能促进踝关节损伤恢复。

I：冰敷（ice），冰敷有助于血管收缩，减少渗出，有止血、消肿、减轻疼痛的作用。

C：加压包扎（compression），使踝关节更稳定。建议使用弹力绷带，避免影响血供。

E：抬高患肢（elevation），建议抬高至高于心脏水平，促进血流及淋巴回流，改善水肿。

早期康复治疗：通过无热量短波、激光等康复治疗，达到消炎、消肿的作用，促进韧带修复，效果佳。

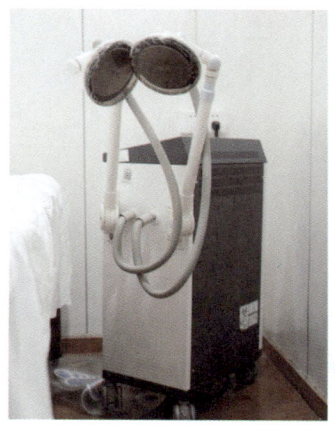
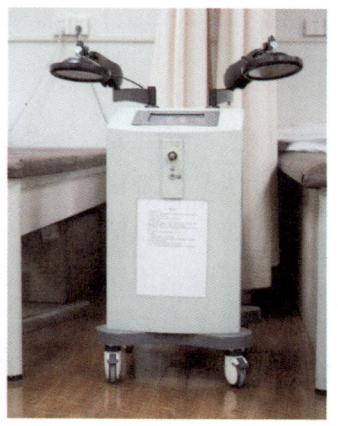

恢复期康复治疗：通过运动疗法、弹力带等，锻炼下肢肌肉力量，提高足踝稳定性，避免习惯性踝扭伤，恢复踝关节功能。

Tips

(1) 崴脚不能忽视，及时就诊很重要！

(2) 早期建议冰敷消肿，休息制动，不建议外涂红花油等盲目按摩。

(3) 正确规范的康复治疗有助于踝关节损伤恢复。

（庄　燕）

第一篇 康复篇

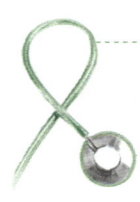

13 久走脚底痛 缓解需理疗

关键词： 足底筋膜炎 激光疗法 超声波治疗

📖 小故事

小李是一位马拉松爱好者，平时最大的兴趣爱好就是约上两三个跑友在公园里慢跑。但由于自身的经验不足，往往跑了一半就气喘吁吁。不服输的小李坚信只要自己有坚持不懈的精神，就一定能够跑完全程马拉松。

小李报名参加了全马比赛，并在赛前查询了许多关于马拉松赛事的比赛准备。比赛开始后，小李跑的得心应手，甚至还跑在了第一梯队。但到了比赛中程，小李突然觉得足底传来了一阵阵疼痛感，并且每次踏步疼痛愈烈。小李并没有当一回事，笃信只要坚持到底就能胜利。但好景不长，足底传来的疼痛感让小李跑得龇牙咧嘴。最后只能寻求志愿者的帮助，帮忙一起到附近的医务室进行处理。

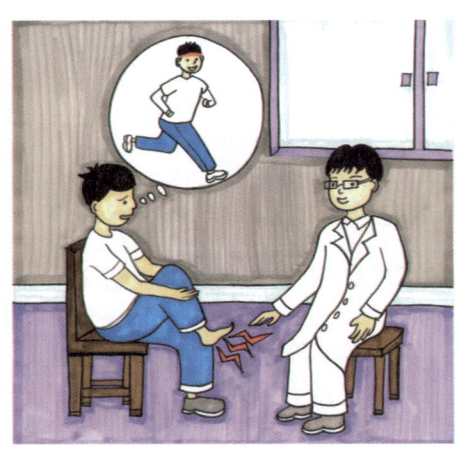

13 久走脚底痛　缓解需理疗

小李这是怎么了？这个情况其实在运动员身上很常见，小李这是得了"足底筋膜炎"。

❓ 什么是足底筋膜炎？没有感染怎么也会有"炎"？

足底筋膜炎是足底筋膜出现的无菌性炎症，是一种常见的足部疾病。这种疾病通常被分为创伤性足底筋膜炎和非创伤性足底筋膜炎两种，其中，创伤性足底筋膜炎又分为急性和慢性两种类型。

足底筋膜炎通常是由于足底筋膜受到过度使用或者损伤引起的，包括走路、跑步、长时间站立、穿着不合适的鞋子等都是导致足底筋膜炎的常见原因。高危人群包括长跑运动员、舞蹈演员以及一些需要长时间站立和走路的职业人群。

❓ 足底筋膜炎该怎么去治疗呢？到康复科做做理疗、开点药管用吗？

这当然是可以的，关于足底筋膜炎的保守治疗，康复理疗和药物治疗是首选的两项。确诊足底筋膜炎，我们可以通过激光照射、微波治疗以及超声波治疗去缓解疼痛，消除炎症以及积液，达到恢复的作用。药物方面可以使用扶他林等外用药物或口服消炎止痛药，这对于缓解足底筋膜炎的疼痛有着较好的效果。

❓ 我们在家里怎样去缓解足底的疼痛症状呢？

（1）可以在早上起床后活动脚趾，达到拉伸足底筋膜的效果，以缓解足底筋膜僵硬的问题。

（2）用大拇指点按足底的不适部位，可以放松足底筋膜，增强筋膜的耐性。

（3）仰卧直腿抬高勾顶脚尖，这个动作可以拉伸大腿、小腿的后侧肌群，增强踝关节的关节活动度。

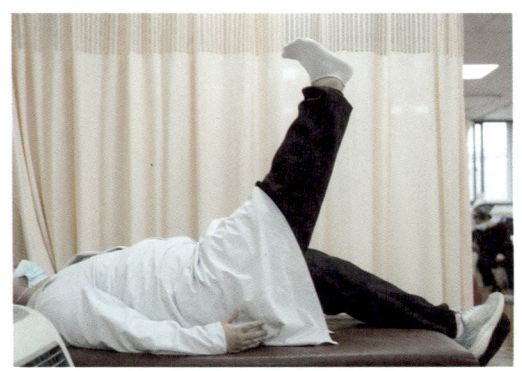

> **Tips**
>
> 　　在日常生活中应穿着贴合足弓的运动鞋，并尽可能减少连续走动或跑步等运动。在家中可以用热水泡脚，促进足底的血液循环，以减轻疼痛。

（王逸凡）

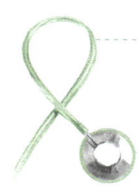

14 补钙加锻炼　骨头不怕老

关键词：骨质疏松　钙质　居家锻炼

📖 **小故事**

张阿姨今年刚满65岁，照镜子时发现自己比去年矮了，背也有些驼了，自言自语道："哎，人老了不中用咧。"

这天突然下起了大雨，张阿姨赶忙跑到院子里去搬花盆，猛地一下，腰背部剧痛难忍，被家人送到医院一查，腰椎压缩性骨折了！

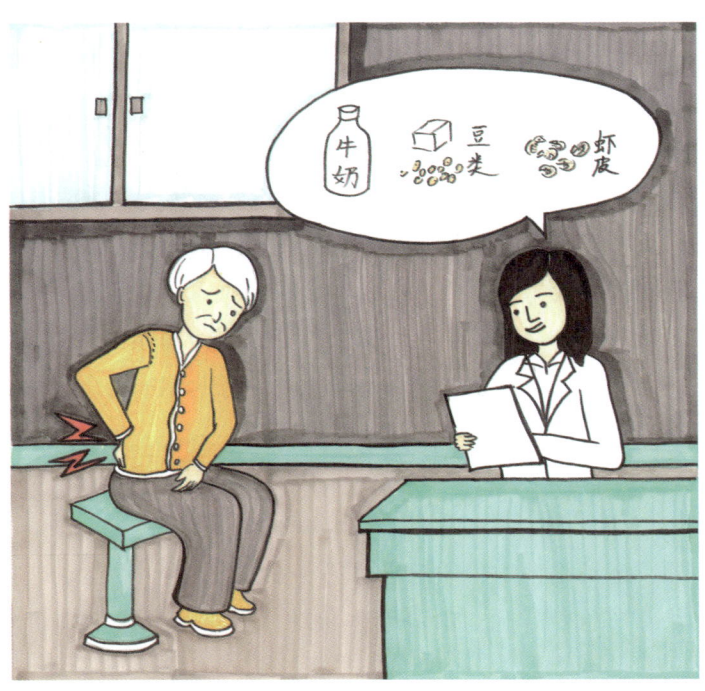

张阿姨的故事并不是个例，老年人搬重物或跌倒易出现骨折，是因为他们的骨骼脆性变大，而藏在其中的罪魁祸首便是"骨质疏松"！

骨质疏松是一种常见的骨骼疾病，以骨量降低、骨组织微结构退变为特征，其早期症状并不明显，很容易被大家忽视，发现的时候人体通常已经出现了大量的骨质流失、骨密度显著降低，这些骨质疏松部位骨骼脆性增加，一旦受力重就容易出现骨折，严重影响生活质量。

❓ 人体为什么会出现骨质疏松？

造成骨质疏松的原因很多，比如低钙饮食、缺乏运动、年龄大于50岁、绝经后女性、遗传因素、长期使用激素等。

❓ 如何确诊骨质疏松？

具有以上高危因素的人群，需定期到医院检测骨密度，若结果为"骨量减少"或"骨质疏松"，则需按医生的建议进行治疗。

❓ 补钙能预防骨质疏松吗？

钙是人体骨骼合成所需的重要物质，人体到达峰值骨量的年龄是30岁左右，之后骨量就开始逐年下降。我们把人体骨骼比作"钙质银行"，为了避免这座银行的过早亏空，越年轻时存进钙质越好，能减缓骨质流失。所以30岁以后就要注重补钙、越早越好。

补钙提倡食补，既好吸收又安全，比如牛奶、豆类、虾皮、坚果、绿叶蔬菜等都是含钙丰富的食物，可以增加这些食物的摄入。通常成人每天所需钙摄入量为800毫克，孕妇、哺乳期女性以及50岁以上人群所需钙摄入量为1 000毫克。建议每天保证15～30分钟晒太阳时间，帮助促进钙质吸收，同时避免过量饮用碳酸饮料、浓茶、咖啡等。

❓ 哪些居家锻炼方法能预防骨质疏松呢？

除了食补，运动是预防骨质疏松的另一"法宝"，因为运动能促进人体血液循环、加快新陈代谢，通过提高产生负性微电位与钙离子结合来促进骨形成、增加骨密度；同时还可以改善身体平衡协调能力，预防跌倒，降低骨折的风险。

（1）有氧运动：比如快走、慢跑、游泳、骑自行车、跳绳，这些运动可以刺激骨合成、增加骨密度；老年人推荐太极拳、易筋经、八段锦等传统健身功法，可以提高身体的平衡及协调能力，每周可进行2～3次锻炼。

（2）抗阻运动：弹力带抗阻训练、平板支撑、哑铃举重等运动可以提高骨密度，增强肌肉力量、保护骨骼，每周可进行2～3次练习。

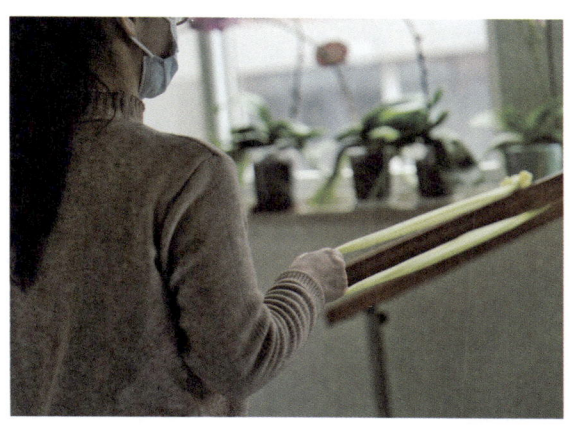

（3）居家锻炼的原则：每个人根据自身的情况选择运动方式及频率，需要循序渐进、适量为度，千万不要逞强。另外，老年人的平衡能力较差，运动时一定要预防跌倒，避免发生骨折等不良后果。

Tips

（1）预防骨质疏松，需要长期管理、持之以恒，通过科学的生活方式维护骨骼健康。

（2）补钙药物及改善骨质疏松药物均需在医生指导下使用。

（任　敏）

第一篇 康复篇

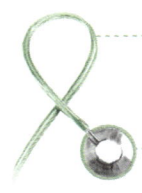

15 腰疼屁股麻 警惕腰突症

关键词：腰椎间盘突出 牵引疗法

📖 **小故事**

小张是一位年近30岁的程序员，每天都要面对着高强度的加班以及写不完的代码。恰逢爱人腹中有喜，便又承担起了家中的生活压力。日复一日的早八晚五再加上回到家后的家务活儿，让小张失去了之前的自由休息时间。忙完了生活上的一切之后，便躺在床上沉沉地睡去。

久而久之，小张的腰板变得越发不适，尤其是早上刚睡醒起床的那一刹那，整个腰背就像是一块钢板一样僵硬。每次工作久坐之后站起来时都要扶着桌边慢慢地才能稳住重心。同事小钱看到了小张的这个情况，说："你这得去

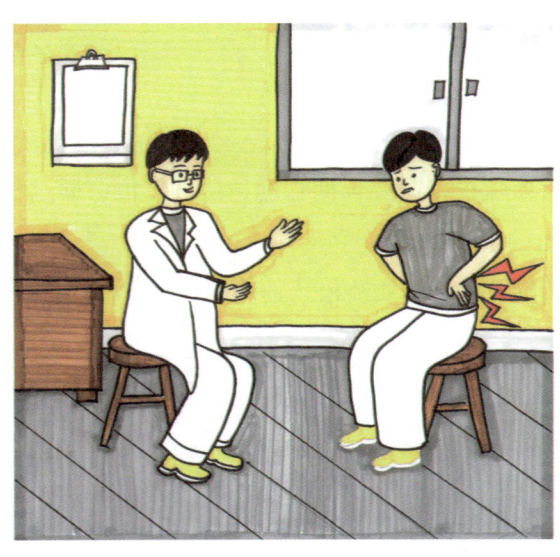

医院康复科看看啊！让医生给你拍个片子看看严重不严重，你这八成就是腰突了啊，年纪轻轻的得抓紧看抓紧治。我听说有个叫"什么牵引"的效果不错，做完可舒服了！"

大家是不是也有这方面的感受？哪天干了重活或是久坐久站了，第二天起来就腰酸背疼；或者长期坐办公室，面对着电脑屏幕一坐就是一整天，连站起身都费劲。出现这些情况呀，得好好注意以下这些问题：

我平时腰也不疼呀？怎么说突出就突出了呢？

椎间盘在整个脊椎的运动和负荷中承受着巨大的压力。随着年龄的增长，纤维环和髓核的含水量逐渐下降，髓核失去弹性，纤维环逐渐出现裂隙。在此基础上，久坐久站或在其他外因的作用下，椎间盘向终板向后突出，会产生压迫神经的症状。

牵引是什么？

牵引治疗是缓解腰椎间盘突出的有效措施。牵引是利用力学中作用力和反作用力的原理，通过重力的牵拉，缓解因久坐久站导致的软组织僵硬，放松整体腰背肌群，以达到治疗的目的。简单来说就是牵引可以拉伸且缓解腰部的肌肉紧张，从而达到让椎间盘"减压"的作用。

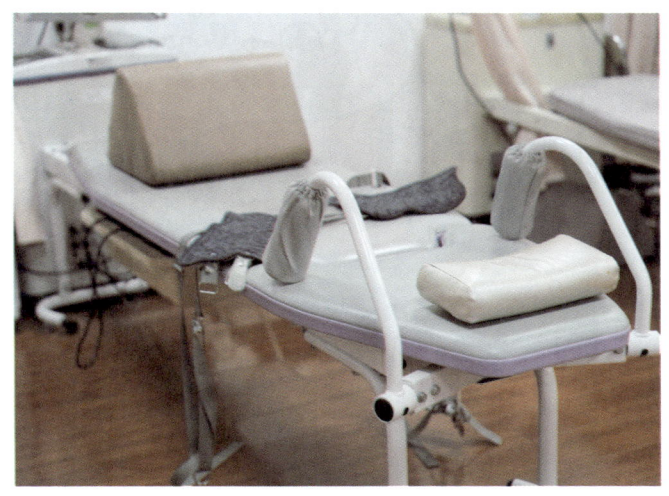

我们先来看看什么是颈后大包？简单地说，是在我们的颈胸结合部（颈7和胸1）的位置，鼓出一个大包。

如何自我检测？

首先，处在正常放松的体态下，用中指去摸一摸我们的脖子后面是不是有明显的凸起？如果有，就要注意了！

可以回想一下最近是不是低头比较多，肩颈肌肉是不是很紧张，颈椎是否有疼痛？是否会有头晕，甚至会有手臂麻木的症状？如果是的，一定要引起重视。

颈后大包有哪些危害？

从中医理论分析，颈后大包的位置是大椎穴，它是人体的十字路口，起到承上启下的作用，大椎不通，会堵塞七条经络：督脉、膀胱经、大肠、小肠、三焦经、胆经和胃经。大椎凸起，影响心脑血管功能；大椎穴瘀堵，会导致气虚、血虚的状态。气血不能上行于头部，会引起头晕、头疼、失眠、健忘等症状。大椎瘀堵同时会造成左右肩血脉不通、肩周炎、手麻、肩部肌肉劳损等风险增加等。

从西医运动解剖角度分析，颈后大包周围有很多重要的肌肉，如斜方肌、肩胛提肌、菱形肌等。骨性凸起必然会引起周围肌肉的改变，紧张、僵硬甚至产生无菌性炎症等。

长此以往，可能出现下面的症状：

（1）觉得肩颈肌肉紧张僵硬，肩颈不适，容易疲劳。

（2）颈背部疼痛，酸胀不适，头晕，视力模糊，健忘，有的会出现上臂麻木。

（3）身体功能紊乱，出现胸闷心慌、失眠、心跳加快、心律不齐、血压升高等交感神经刺激等。

如何预防和纠正颈后大包？

养成正确的日常生活习惯

（1）不要做低头族（不要低头玩手机了，真的很伤颈椎）。

（2）办公室电脑屏幕不能低于眼睛，距离不能太近。

（3）不要一个姿势保持太久，多活动颈椎，多晒太阳，补充钙，防止颈椎退化。

纠正身体姿态

（1）收下巴头后缩，掌心冲前外侧，拇指外旋，后缩肩胛骨，肩膀放松。在这个位置上保持15秒，进行6次。

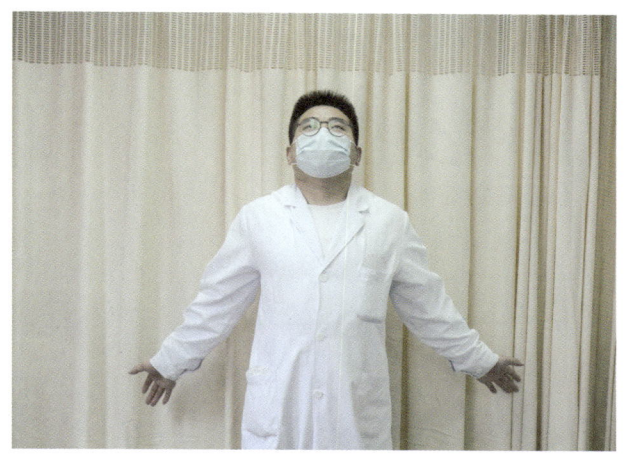

（2）头悬空仰头：俯卧在床上，头悬空，靠头的自重抗阻，感受颈椎后侧明显发力。做动态仰头动作，每组做15个，做3组。

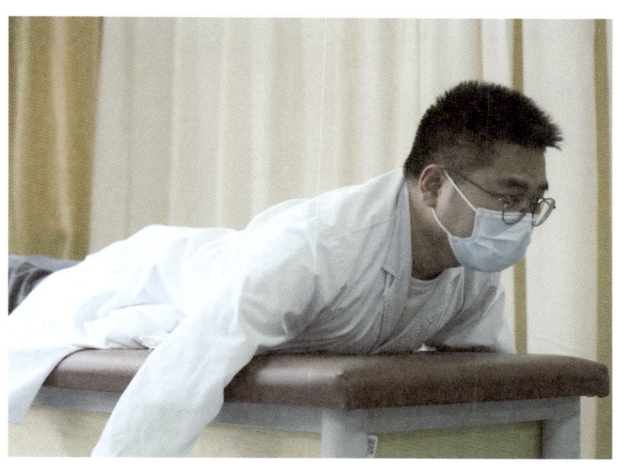

(3) 伸展肩关节：这是一个很好的瑜伽动作，可以拉伸胸部肌肉，伸展肩关节。

当然，对于矫正颈后大包，还有更专业的手法矫正，效果会立竿见影！然后通过康复训练，更稳定保持。

如果你有颈后大包或者肌肉紧张、颈肩不适等症状，赶快行动起来吧！

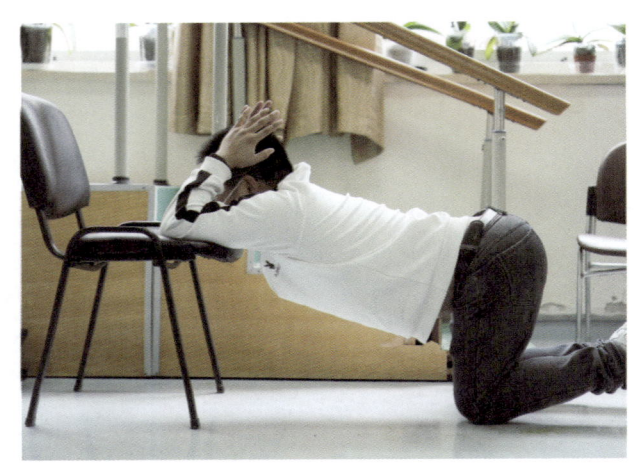

Tips

颈后大包莫惊慌，自测检查不可少。

手机电脑控好距，仰头伸展时刻记。

日常伏案少低头，颈后大包自远离。

（谷跃进）

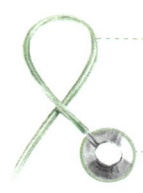

17 手麻治颈椎　标本得治对

关键词： 颈椎病　保守治疗

📖 小故事

51岁张阿姨是一位刺绣的好手，她的作品不仅得到了同行的认可，还靠此收入可观，搞出了一番事业。但张阿姨最近却遇到了个烦心事，有位朋友想让张阿姨绣个大一点的刺绣挂在家里墙上，张阿姨想，不就大一点，绣的时间长一点嘛，也就爽快地答应下来。但是张阿姨一直有个小毛病就是手麻，以前觉得可能是刺绣本来就是个手艺活儿，手部肌肉用得多酸痛也正常，可是最近刺绣却越来越力不从心，手麻症状越来越明显，而且还有无力的感觉。张阿姨就买了很多跌打损伤的膏药贴敷在手上，也找了很多偏方。兜兜转转治了但也不见好，反而症状越来越重，甚至坐着工作一会儿就出现了头晕。这可把张阿

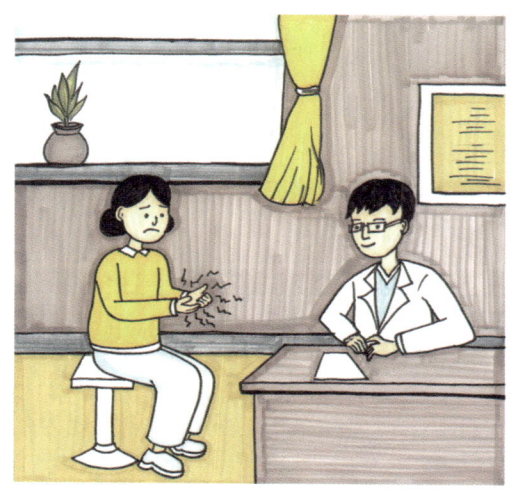

姨吓得不轻,她担心自己是不是脑梗了。又去医院做检查,最终查出来的结果是颈椎病。

❓ 什么是颈椎病?怎么引起的呢?

首先,颈椎病主要是由颈椎长期劳损、椎间盘突出或骨质增生等原因导致椎间盘以及周围组织结构发生退行性改变,压迫神经根、脊髓、椎动脉而引发的疾病。发病的主要原因有:

(1)颈椎的退行性改变:随着年龄的增长或者颈椎长期超负荷的使用,使颈椎出现了各结构和机能的改变。

(2)慢性劳损:长期进行机械化的各种活动或长时间固定的姿势,产生积累性的损伤。包括:不当的姿势,如过高、过低的枕头;长期低头玩手机,低头伏案工作;过量的锻炼和过度的颈部活动等。这些动作都会造成颈椎间盘旁肌肉韧带及关节结构的平衡失调,加速颈椎的退行性改变。

❓ 颈椎不舒服和手麻有关系吗?还有哪些症状呢?

要知道颈椎病有许多种分型,不同的受累部位导致不同的分型,甚至还有两个或两个以上部位受累导致的混合型。

(1)神经根型颈椎病:由颈椎间盘突出或骨质增生产生的骨刺对神经根造成压迫引起,导致相应肢体麻木、放射性疼痛、乏力等症状。是最常见的类型,常与其他类型合并存在。

(2)脊髓型颈椎病:突出导致脊髓压迫或者脊髓缺血,继而出现手脚不协调、全身乏力、行走困难,甚至影响大小便。如出现这些症状应及时就医检查,不可盲目去按摩店推拿,以免破坏颈椎结构,加重病情。

(3)椎动脉型颈椎病:对椎动脉造成压迫,影响血液流向大脑,容易引发眩晕、恶心、耳鸣、头痛等症状。

(4)交感神经型颈椎病:受累颈椎引起交感神经系统异常,除了有颈肩部的疼痛,还有头晕、心动过速或者过缓、血压低、面部潮红、肢体发凉等症状。

(5)颈型颈椎病:不伴有神经系统的症状,常表现为颈部疼痛和僵硬,俗称"落枕"。

得了颈椎病后除了用药和手术还有什么方法能治疗呢？

保守治疗是大多数颈椎病患者的初步治疗方案。

（1）姿势矫正：合理的生活习惯和良好的工作姿势是关键。减少头部前倾，坐正姿势，使脊髓保持自然曲线，每工作45分钟后站起来活动活动，做一些伸展运动。避免长时间保持一个姿势。

（2）物理治疗：常运用热疗、电疗、超声治疗、牵引疗法等治疗仪器来缓解肌肉紧张和疼痛、提高血液循环和组织修复，减轻神经根压迫症状。

（3）运动疗法：颈椎正常生理曲度靠活动来保持。颈部伸展运动、定期的颈椎操可保护颈椎的活动度和柔韧性。还可以适当地打羽毛球、游泳、打乒乓球等。

Tips

（1）未病先防，在平时生活中保持良好的姿势，对颈椎进行保护，做些功能锻炼也很重要。

（2）对于症状严重，长期保守治疗无效或者存在神经系统损伤的患者，应及时就医听从医嘱，需要考虑是否手术治疗。

（朱王顿）

第一篇　康复篇

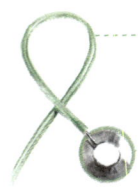

18 活动时肩痛　勿轻举妄动

关键词：肩痛　肩袖损伤

📖 **小故事**

晚上八点多，58岁的林阿姨拿着扇子来到广场，赵阿姨远远看到便迎了上去，"老姐妹，怎么好多天没来跳舞啦？"林阿姨满脸愁容："我这肩膀痛一周了，抬不起来，晚上也睡不好，网上说可能是肩周炎，要多活动活动，我这不就想着来跳跳舞看能不能好一点。"林阿姨一听急忙说："哎哟，我老公之前也有这个毛病，锻炼以后痛得更厉害了，最后去看医生说不是肩周炎，是肩袖损伤，再去晚一点就要做手术了，你赶紧先去医院看看吧，可不要随便动。"林阿姨第二天便去了医院，做了核磁共振，果然是肩袖损伤，便打电话给赵阿姨道谢："谢谢你哦老姐妹，还好听了你的话来医院看了……"

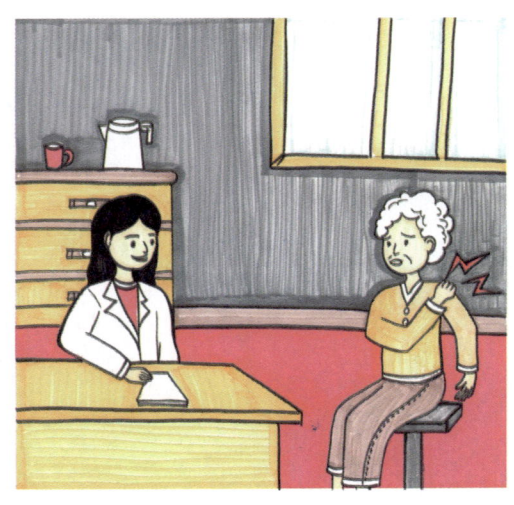

18 活动时肩痛 勿轻举妄动

肩痛好发于50～70岁的中老年人，长时间在电脑前打字、提拎重物、从事体力工作或运动过量都会出现肩痛。很多人认为肩痛就是肩周炎，实际上引起肩膀痛的常见原因除了肩周炎外，还有肩袖损伤。

肩袖损伤是指组成肩袖的肌腱出现损伤或无菌性炎症后而引起肩部疼痛，持续活动时加重，继而使得肩关节功能受限，引起肩部肌肉萎缩和肌腱的撕裂。表现为肩关节主动活动受限，外展、上举无力，疼痛多位于肩前方、三角肌前方及外侧，夜间常痛醒，夜间疼痛为肩袖损伤的典型特点。部分肩袖损伤通常采用保守治疗，若效果欠佳或完全肩袖损伤的患者则应考虑手术治疗。

与肩周炎的治疗原则不同，肩周炎要求主动锻炼松解粘连；而肩袖损伤要求减少活动和撞击，避免患肢主动活动，若在损伤情况下继续锻炼，会让肩袖的撕裂加重，就像袖口破了，如早期不修补，破口将越来越大。所以遇到肩痛，请别随意给自己戴上肩周炎的帽子，及时就医，不要轻"举"妄"动"！

❓ 肩袖损伤在家如何康复？

钟摆运动：弯腰90°，后背与地面平行，患肢放松自然下垂，主动移动上肢进行前后左右四个方向的摆动，每次移动范围以不引起疼痛为度。

毛巾操：双手握住毛巾两端，健侧在身前，患侧在身后，患侧放松，健手用力拉动毛巾向下运动，用毛巾带动患侧向上运动至极限，保持15～30秒，5次/组，2～3组/天。

被动外旋：屈肩屈肘90°，双手分别握住木棍两端，健手向对侧推动木棍，患侧上肢在木棍带动下完成被动外旋动作，以感受到肩部拉伸感为准，保持15～30秒。

被动外展：双手握住木棍两端，健手掌心向下，患手掌心向上，患侧肢体放松，健手用力带动木棍向患侧移动，患侧在健手带动下完成被动外展，达到最高点后保持15～30秒，再缓慢放下。

被动前屈：双手于身体一侧握住木棍两端，患侧在前，健侧在后，双肘伸直，健侧上肢向前向上用力推动木棍，患侧上肢在健侧带动下完成被动前屈，达到最高点后保持15～30秒，再缓慢放下。

Tips

（1）合理使用肩关节，避免过度活动、长期负重、撞击、摔倒，如搬运重物或做运动时应注意间歇性休息。

（2）做好运动前的热身及运动后的拉伸与放松，同时保证正确的运动、发力姿势及技巧，做好自身保护。

（3）对于老年人或已有肩袖损伤者，应避免提重物、避免需肩部猛然发力的运动、注意防摔、防止肩关节受到撞击。

（甘梦洁）

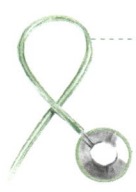
19 网球肘困扰　理疗来帮忙

关键词： 网球肘　主妇　理疗

📖 小故事

46岁的赵女士是一位公司文员，从大学毕业之后就在这家单位工作至今，平时的业务主要是翻阅并整理文件资料，同时盖章审批一些员工的申请。在家里她是一位全能的家庭主妇，洗衣做饭样样精通，而在五一小长假期间她却犯了难。放假前由于各种事情要提前完成，导致赵女士的业务量增加，她也只能加班来完成工作，当忙完所有工作，准备在假期和家人欢度小长假时，她的手肘就开始痛了起来，严重的时候连拿筷子都会出现疼痛和无力的症状，无奈的她赶紧到医院就诊。

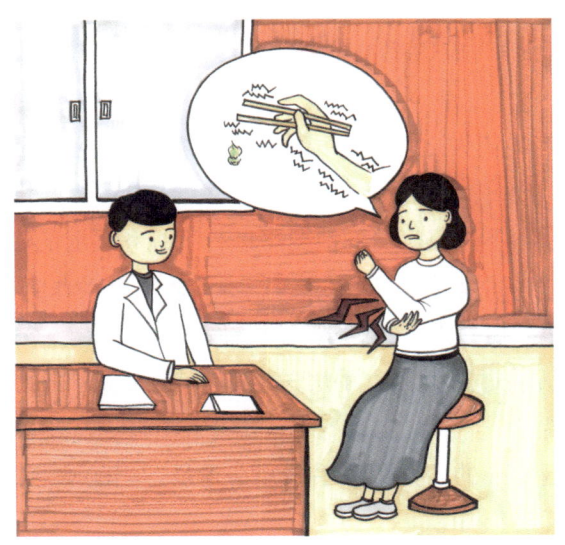

医生告诉她这是得了网球肘了，然后使用了一些物理因子治疗（理疗），并教导了她一些自我锻炼的动作，经过一段时间的治疗赵女士的症状有了明显的缓解，她又可以重新回到了自己的日常生活之中了。

❓ 什么是网球肘？

网球肘又叫作肱骨外上髁炎，是一种由于长期使用手腕导致前臂过度旋转而引起的慢性无菌性炎症，在早年间由于这种疾病常常出现于网球运动选手身上而得名网球肘，在现代社会中，文职人员和家庭主妇等由于需要经常使用手腕也较易得此病。

此病的症状主要表现为手肘外侧靠近上臂的位置有明显的疼痛，通常情况下早期的疼痛是轻微的，并且有逐渐加重的趋势，在做类似拧毛巾的动作时有加重的表现，如果没有进行及时治疗和适当休息的话，更严重的情况下会表现出因疼痛而导致持物无力、无法拿筷子等，严重影响日常生活。

较严重的网球肘患者可以前往康复医学科、运动医学科等进行相应的治疗，如体外冲击波疗法、超声波疗法等。

❓ 得了网球肘可以在家中进行哪些治疗呢？

（1）注意休息，避免会引起疼痛的动作。

（2）急性疼痛较严重的时候进行冰敷，来缓解炎症的进展，每天4次，每次15分钟左右，冰敷时应用毛巾包裹冰块以防冻伤，冰敷应持续到疼痛消失为止。

（3）当急性疼痛消失之后，可以进行热敷来促进炎症的吸收，每天4次，每次15分钟左右。

（4）热敷过后在不引起疼痛的情况下进行手腕和手肘的屈伸运动和前臂的旋转运动（图1），在活动结束后停留3～5秒，每个动作进行10次左右，如果在进行冷敷或热敷后并无缓解，请及时就医。

（5）在适当活动过后，伸直手肘进行腕部屈肌和伸肌的牵伸（图2），以轻度的酸痛感为度。

（6）在不引起疼痛的前提下，手握一个重量适当的水瓶进行（图1）的动作，每个动作进行5～10次。

19 网球肘困扰　理疗来帮忙

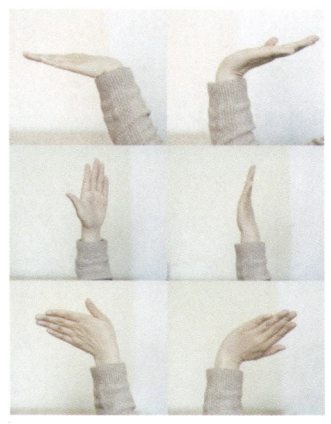

图1

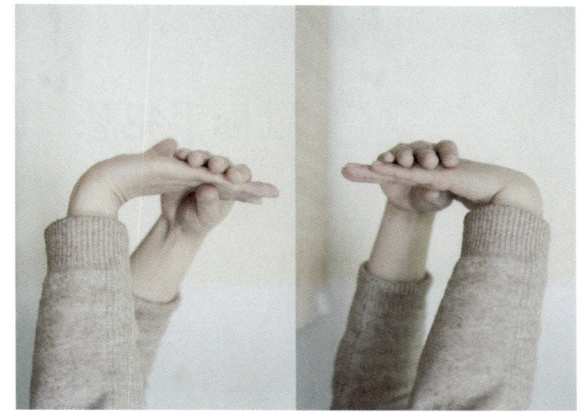

图2

Tips

网球肘的预后和预防：

网球肘的预后是比较好的，绝大多数的网球肘在进行休息和保守治疗之后都能治愈，之后便不会再影响日常生活，但是如果没有养成良好的习惯并注意平时的保护，网球肘便很容易复发，影响患者的生活质量，所以网球肘的预防非常重要。

（1）对于需要反复使用手腕的人群来说，充分的休息和肌肉牵伸放松是很重要的，在高强度使用手腕的过程中每1小时建议进行一次10分钟的休息和牵伸，如果疲劳不适感明显，可以增加休息和牵伸的频次和时间。

（2）对于网球和羽毛球爱好者等，除了要注意休息之外，正确使用手腕的方法也同样重要，如避免直臂击球以减少受伤的风险。

（3）在休息的时候适当增加手腕和手肘的肌力能更好地避免网球肘的复发。

（沈浩成）

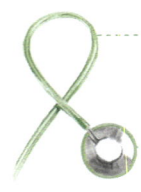

20 鼠标手犯愁　康复科来瞅

关键词：鼠标手　麻木　腕管综合征

📖 **小故事**

　　小钱是一位IT公司的员工，平日里工作繁忙，经常需要加班，每天都与电脑打交道到深夜，有时候忙起来下班回家了也要办公，工作安排得非常密集，休息时间很少。今年过年前，小钱发现每天快到下班的时候自己的手腕和手指特别的难受，有时候还会出现手麻的情况。考虑到自己上班的强度比较高，小钱认为是累着了，觉得自己过年好好休息就会好。等过完年上班重新回到工作岗位上后，小钱发现还是会出现难受和手麻的情况，虽然有所缓解，但并没有消失，于是他询问自己的前辈老张有没有过这种情况，老张告诉他这估计是得颈椎病了，让他自己买了膏药贴，可过了一段时间，小钱的情况没有改

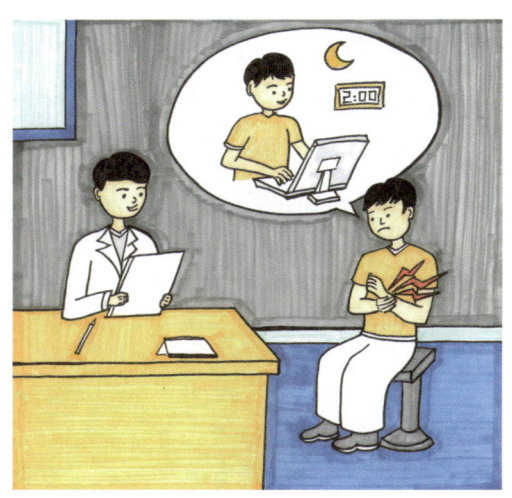

善，还出现了手痛的情况，严重时半夜都会被痛醒，熬不住的小钱最后来到了医院。

医生给小钱做了一些检查之后排除了颈椎病的可能，认为小钱是得了腕管综合征（俗称鼠标手），并进行了相应的治疗，坚持治疗了一段时间之后，小钱手麻手痛的情况得到了改善，工作和生活也少了许多困扰。

什么是鼠标手？和颈椎病有什么不一样？

鼠标手又叫作腕管综合征，是由于正中神经在腕管内穿行的过程中受到卡压而引起的一种周围神经卡压综合征，通常会表现出手腕、拇指、食指和中指的麻木和疼痛，严重时会出现上述部位的感觉减退，并出现精细动作障碍，无法拿筷子、扣纽扣等。

腕管综合征的主要表现为手麻手痛，而颈椎病有时也会有这些症状，导致这两者较容易混淆，在区分这两者时我们可以通过以下方法：

（1）腕管综合征一般不出现手腕以上部位的麻木和疼痛，仅表现为手腕及以下部位有异常，而颈椎病出现手麻手痛通常会有上肢的窜麻样感觉，没有明显局限性。

（2）腕管综合征引起的手麻手痛和手腕部的受压情况有关，受压加重时表现为麻痛加重，而颈椎病引起的手麻手痛和颈部活动有一定关系，和手腕受压情况无关。

如果还是无法区分自己的情况，可以到康复医学科、运动医学科或者手外科等寻求帮助。

得了鼠标手能在家里做点啥？

（1）注意休息，将手腕尽可能地保持伸直，减少手腕的屈伸活动，可以佩戴手腕支具，固定手腕于中立位，以减少无意识的腕部活动，改善症状（图1）。

（2）双手合十向内轻轻挤压，感觉手腕部有轻微牵伸感即可（图2）。

（3）按图3进行手指活动，每天做3组，每组做5遍，每个动作维持5～10秒。

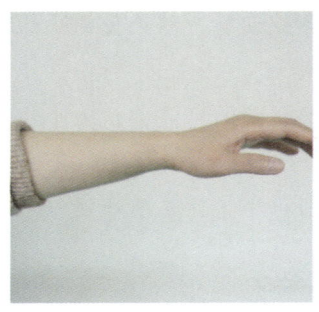

图1

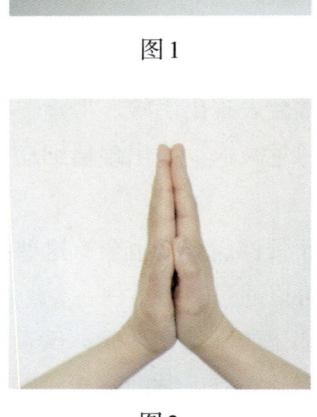

图2

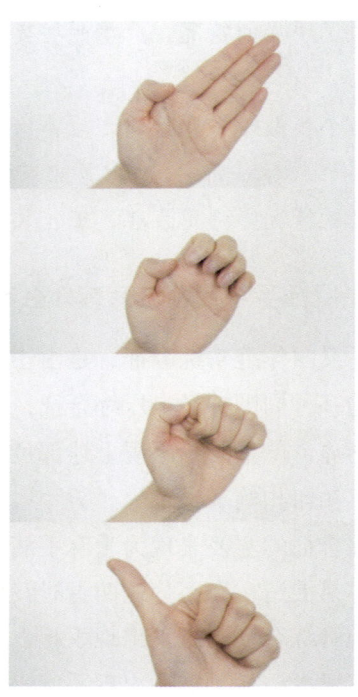

图3

Tips

鼠标手（腕管综合征）在大多情况下还是慢性起病的，所以日常防护就显得尤其重要，生活中对于手使用较多的群体，如办公族、针织工人等在工作时要保持手腕处于中立位，避免过多的屈伸，同时也要注意休息，不让手腕过劳。对于已经有类似症状的群体来说，在休息时可以进行牵伸和手指的活动来改善症状，此外还可以通过口服抗炎药和营养神经的药物来缓解症状。

（沈浩成）

21 宝宝开口晚　筛查要趁早

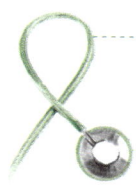

关键词：儿童语言发育　康复筛查

📖 小故事

小明是个活泼可爱的小男孩，眼睛里总是闪烁着好奇的光芒。但有一点让爸爸妈妈有点着急，小明两岁多了，还是不太愿意开口说话。除了偶尔蹦出几个简单的词，比如"抱抱""奶奶"，更多的时候他选择用行动来表达需求，比如指着玩具车"嗯嗯嗯"地要爸爸拿给他。爸爸妈妈开始担心，是不是小明的语言系统发育有什么问题？他们决定带小明去看专业的儿童发育专家。经过一番细致的检查和评估，医生笑着告诉他们："别担心，小明这属于轻度的语言系统发育迟缓，咱们可以通过康复训练，一起努力，帮宝贝'加速'一下！"

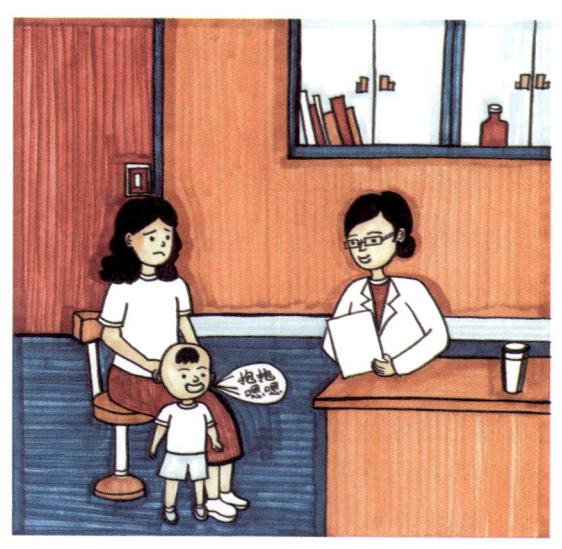

第一篇　康复篇

在育儿的漫长旅程中，家长们总期待着宝宝的第一声"爸爸""妈妈"，那仿佛是世界上最动听的声音。然而，当这份期待迟迟未能实现，不少家庭便开始焦虑："我家孩子是不是说话太晚了？"的确，儿童语言系统发育迟缓是一个不容忽视的问题，要早发现、早治疗，争取让每位"贵人"都能顺利开口说话。

❓ 什么是儿童语言系统发育迟缓？

语言系统发育迟缓，简单来说，就是孩子在语言理解和表达上落后于同龄儿童的正常发展水平。这不仅仅是因为"贵人语迟"，背后可能涉及听力障碍、智力发展、家庭语言环境、社交互动不足等多种因素。

❓ 儿童语言系统发育迟缓和语言障碍一样吗？

不一样！

儿童语言系统个体发育差异较大，语言障碍的诊断一般在4岁及以上才稳定下来。建议针对4岁以前语言系统发育大幅度落后于同龄人的儿童使用语言系统发育迟缓诊断。有研究表明，在2～3岁半的幼儿中（学龄前），约有10%～20%的幼儿存在语言系统发育迟缓现象。约有一半的孩子在成长到4～7岁（学龄后）时，能追赶上语言系统发育正常的孩子，但仍有一半的孩子继续存在语言理解及表达障碍。因此，家长如果怀疑自己孩子语言系统发育水平落后，请及时带孩子前往专业的医疗机构进行筛查，早发现，早治疗，语言干预越早效果越好。

❓ 何为各阶段儿童语言系统发育里程碑？

0～3个月：发出一些愉快的声音，不同需求时有不同的哭声或叫声，开始有社交性微笑。

3～9个月：咿呀学语，逐渐言语化，使用声音和手势来表达需求。

10～18个月：初始的话语开始出现，开始说单个字的句子（如：汽车、再见、球），能说出熟悉的家庭成员的称呼（如：妈妈、爸爸、爷爷、奶奶等），对简单指令开始有反应。

1岁半～2岁半：能模仿大人说出2～3个字的短句，会说2个字的句子

（如妈妈抱、喝牛奶等），掌握和使用50个词以上。

2～4岁：能熟练使用代词"你、我、他"，介词"上、下"，形容词"好、坏、多、少"等，能表达自己，描绘事件，说的话能被人听懂。

如何筛查、如何治疗及家庭康复？

家长可以对照儿童语言系统发育里程碑进行家庭自查，如果发现异常情况，及时带孩子到医院等专业机构进行诊断评估及干预。切勿盲目忽视儿童语言系统发育过程中的问题，也不要过度焦虑紧张。一旦发现语言系统发育迟缓则应尽早开始以家庭指导为主的干预。

> **Tips**
>
> （1）正确认识儿童语言系统发育规律，及时进行规范筛查。
>
> （2）儿童语言系统发育迟缓可能伴随其他运动或认知水平发育障碍，全面评估儿童语言能力（理解、表达和各组成部分）对鉴别诊断非常重要。
>
> （3）语言系统发育迟缓的康复应尽早开始，以家庭指导为主。
>
> （4）亲子面对面有效互动语言的输入可促进早期语言系统发育。

（庄　燕）

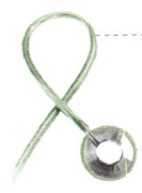

22 侧弯不可怕　姿势从小改

关键词： 脊柱健康　体态　姿势习惯

📖 小故事

张妈妈：美美，最近走路是不是有点驼背啊？

美美：没啥大不了的吧！

张妈妈：还是找医生看一下吧，这毛病可大可小！

刘医生（盯着片子）：有点轻微的脊柱侧弯，目前问题不大。

美美：什么是脊柱侧弯？

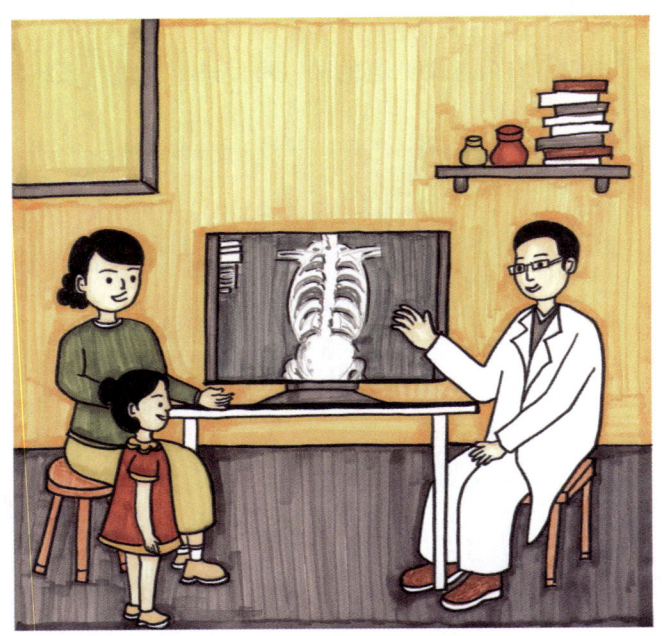

❓ 什么是脊柱侧弯？

脊柱侧弯（又名脊柱侧凸）是指脊柱的一个或数个节段向侧方弯曲，或伴有椎体旋转的脊柱畸形。

近年来，脊柱侧弯已成为继近视、肥胖之后，危害中国儿童、青少年的第三大健康问题。目前我国中小学生发生脊柱侧弯人数已经超过500万，并且还在以每年30万左右的速度递增。

❓ 影响脊柱侧弯的因素

（1）不正确的姿势：比如长期不正确的站、走、坐、书写姿势，使脊柱得不到很好的休息，脊柱抗疲劳能力下降，长时间单侧负重、长期习惯用单侧肩膀背书包也增加了脊柱侧弯的风险。

（2）缺乏体育锻炼：脊柱弯曲异常与个体日常生活的锻炼水平有直接关系，体育活动时间越多，则脊柱弯曲异常的风险越低。

（3）偏食：儿童少年生长发育需要摄入足够的钙以促进骨骼的发育，若厌食、偏食，或其他原因导致钙摄入不足，或饮食和日照原因导致维生素D缺乏，均可使脊柱弯曲异常的风险增加。

❓ 脊柱侧弯有哪些危害？

（1）影响身高：孩子出现脊椎侧弯后，原本挺直的脊椎弯曲了，自然就会影响身高发育，造成发育不良、个子长不高。

（2）外观畸形：孩子脊柱侧弯后，会出现两个肩膀高度不一样以及驼背等情况，导致身体外观畸形。

（3）心肺功能异常：孩子脊柱侧弯后出现腰背疼痛，产生骨刺，压迫脊髓或神经，引起截瘫或椎管狭窄，导致限制性肺病，影响胸廓发育，压迫心肺，进而引起心肺功能障碍或衰竭。

（4）心理障碍：脊柱侧弯不仅对孩子身体带来负面影响，同时也会带来心理的影响，很多孩子因为脊柱侧弯而羞于见人，产生自卑心理，严重的形成自闭性格。

有哪些脊柱侧弯的鉴别方法？

可以通过"四横一竖"法快速对孩子是否存在脊柱侧弯进行鉴别。"四横一竖"法中的"四横"是看两个肩膀是不是等高，两个肩胛骨下角是不是等高，两个腰窝是不是对称，两个髂嵴是不是等高；"一竖"是看孩子棘突连线是否倾斜或偏离正中线。

如何预防脊柱侧弯？

（1）减少视屏、久坐时间：增加日常姿势变换的频率，合理安排学习、休息时间，控制电子产品使用时间，才能减少脊柱受累。

（2）纠正站姿、坐姿体态：读书、做作业保持合适距离，维持正常的坐站姿。避免跷二郎腿、葛优躺等不良姿势，切忌过于弯腰低头。

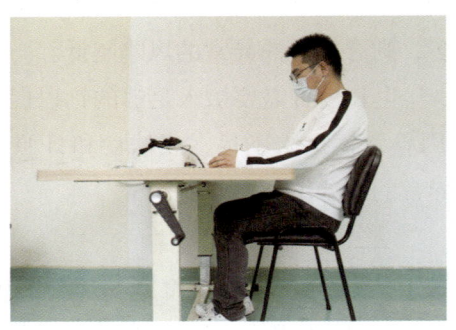

（3）增强骨骼、肌肉力量：日常生活要健康，保证动静相宜。儿童、青少年应该保持每天的中高强度有氧运动，如跑步、快步走、游泳、羽毛球等，累计不少于60分钟，每周高强度的肌肉抗阻运动不少于3次，加强腰、臀、腹肌群训练。

（4）早发现、早诊断、早介入：积极参加儿童青少年脊柱弯曲异常的体检筛查，如发现孩子存在脊柱侧弯、体态不良，应及时去医疗机构就诊，通过脊柱全长X线片等检查做到早发现、早诊断。

总而言之，青少年时期是身体快速成长的关键时期，也是预防脊柱侧弯的黄金时期。从现在做起，关注脊柱健康，培养良好的生活和学习习惯，共同守护脊柱健康！

Tips

（1）日常学习姿势需纠正，运动锻炼不可少。

（2）早预防，早发现，早诊断，早介入。

（谷跃进）

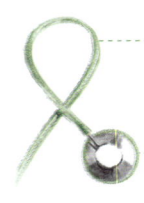

23 产后形难复 康复收小腹

关键词：大肚子 产后康复

小故事

周女士今年29岁，是一位平面模特。生完宝宝已经3个月了，肚子还是很大，以前的衣服都穿不上了，心情很沮丧。不想出门见人，每天跟老公吵架，甚至出现了后悔生宝宝的想法，老公的安慰也无济于事。后来，老公跟同事打听到现在有产后康复，希望可以让老婆恢复到原来的完美身材。周女士将信将疑地来到了医院，针对她的情况医生进行了第一次治疗，治疗后明显感觉肚子变小了，经过五次治疗，周女士能穿以前的衣服了，也重拾了对生活的信心。

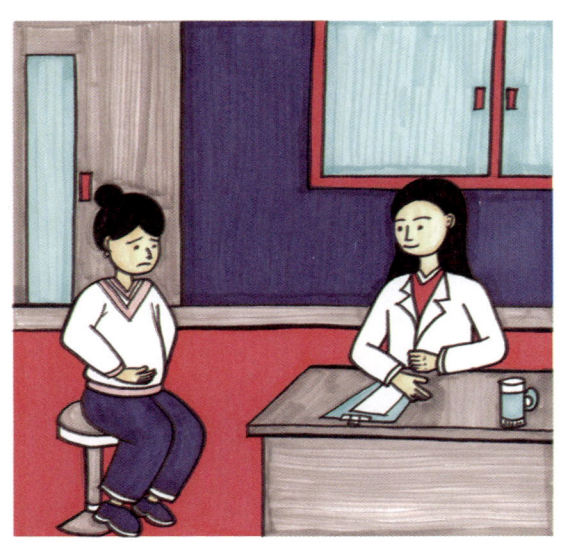

23 产后形难复 康复收小腹

问题来了，有什么治疗方法可以收肚子呢？自己在家能不能做些运动来帮助身体的恢复呢？做锻炼的时候需要注意些什么呢？

为什么生完小孩后肚子会变大，身材会走样？

（1）胎儿体积的增加会对腹部肌肉带来压力，不断被拉长，一下子卸货，肌肉弹力变弱，导致腹白线变薄变宽，进而造成腹直肌分离等情况。

（2）在怀孕期间会摄入大量高蛋白食物，孕晚期活动会减少，容易导致腹部脂肪的堆积。

（3）胎盘中所分泌的激素及肾上腺激素增多后，很容易造成体内水分积存，尿量减少，从而导致体内水分潴留。

有什么治疗方法可以收肚子呢？

（1）腹式呼吸：将手放在脐部这个位置，用鼻子吸气，将肚子鼓起来，呼气的时候肚子瘪下去，缩着嘴唇吐气，两三次即可，一次10～15分钟，起到放松舒缓作用。

（2）腹横肌激活训练：手膝四点跪位撑地，胳膊和腿垂直地面，骨盆保持中立位，吸气时肚脐朝向脊柱方向，呼气时腹部放松。

（3）臀桥：双臂放在身体两侧，双脚间距与肩同宽，全脚掌落地支撑。抬起时，先收紧腹部，并用力夹紧臀部；再按照臀部-胸椎-肩胛的顺序，逐步抬离地面，只剩肩与地面形成支撑。维持腹部和臀部发力，注意不要拱腰。维持10～15秒。下降放松阶段缓慢吸气，臀部要有控制地缓慢下降，回到起始位置。

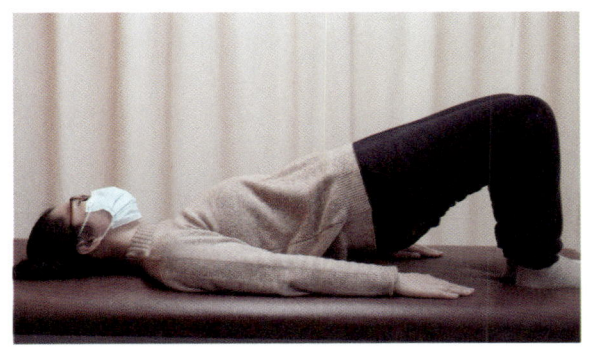

❓ 做锻炼的时候需要注意些什么呢？

大部分产后的宝妈想快速瘦肚子，认为仰卧起坐肯定能加快瘦肚子，然而大家可能忽视的是，腹直肌分离患者不可以进行卷腹动作，这会加重腹直肌分离的程度。运动康复具有一定专业性，而且患者的个体情况不同，所适用的康复训练方案也有差异，在产后42天去家附近的医院进行咨询，治疗师会根据每个人的情况制定详细的产后康复计划。

> **Tips**
>
> （1）腹直肌分离不要小觑，会导致形态差，腰酸，甚至漏尿，腹直肌分离超过两指一定要前往医院进行治疗。
>
> （2）训练要循序渐进，不要急于求成，否则会适得其反。

（张瑾宇）

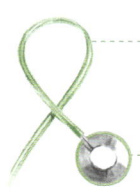

24 产后康复早 远离漏尿忧

关键词：漏尿 盆底康复

📖 小故事

李女士是一位新晋的宝妈，在一个月前刚刚生下了一个重达7斤的宝宝，在休养六个月后，李女士准备返回自己的工作岗位，在去上班前的一周，李女士在外出的时候淋了点雨，回家就开始咳嗽打喷嚏，本来她认为只是小感冒罢了，不影响生活。然而有一天早晨李女士咳嗽得比较厉害，然后就觉得不对劲，惊恐地发现自己尿失禁了。

李女士怀孕期间经常跟隔壁王奶奶聊天，了解到王奶奶年轻的时候生了五个小孩，那个年代也不注重产后康复，只要走路走得久就要找厕所，所以现在王奶奶不能出远门。想到这些，李女士感到很害怕，赶紧收拾了一下就前往了

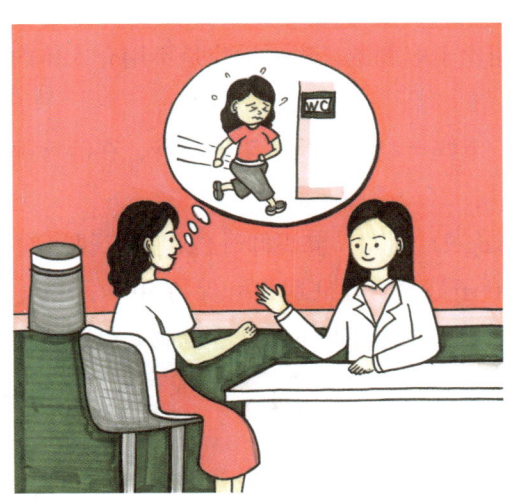

医院妇产科，医生给她开具了相应的检查，并和康复科的医生共同给李女士制定了治疗方案，通过一段时间的治疗后，李女士的漏尿情况有了明显的改善，并且顺利回到了工作岗位。

❓ 什么是盆底肌功能障碍，盆底肌松弛会对生活有什么影响？

（1）压力性尿失禁：盆底肌松弛可能导致患者在咳嗽、打喷嚏、大笑或进行体力活动时无法控制尿液的流动。

（2）性功能障碍：盆底肌松弛可能导致性功能障碍，包括性欲降低、性交疼痛或难以达到高潮。这可能对性生活和夫妻关系造成负面影响。

（3）盆腔器官脱垂：盆底肌的松弛可能对盆腔脏器的支撑力减弱，导致子宫、膀胱、直肠等器官脱垂。这些脱垂可能引发腹部沉重感、腰痛、排尿困难和便秘等症状。

（4）疼痛和不适：盆底肌松弛还可能导致一些慢性疼痛，如盆腔痛等。

❓ 做哪些治疗能改善漏尿的情况？

（1）电刺激、生物反馈：临床以盆底生物反馈治疗仪来指导宝妈完成相应的康复训练，治疗师会在第一次治疗前跟宝妈讲清楚注意事项，如需要排空大小便，让宝妈仰卧位的方式进行训练，在阴道中插入电极进行治疗，治疗师会根据宝妈第一次筛查的结果制定个性化的方案训练。每次治疗时间通常控制在20分钟，每周2～3次训练，五次治疗后再次进行评估。

（2）磁刺激：相比于电刺激，这项治疗是不用介入体内的。两者结合效果更佳。

（3）阴道哑铃：宝妈可以在家购买阴道哑铃，在治疗师指导下在家进行训练，每次20分钟。

（4）凯格尔（Kegel）运动：宝妈仰卧位，把双腿屈曲，把自己想成一把雨伞，吸气的时候肚子鼓起，盆底肌打开保持10秒，吐气的时候肚子瘪下去盆底肌收缩保持5秒，如果坚持不住可以适当地缩短时间，收紧盆底肌的感觉和憋尿差不多。按以上动作重复10次，即完成一次凯格尔运动，一般做3～4组即可。

24 产后康复早　远离漏尿忧

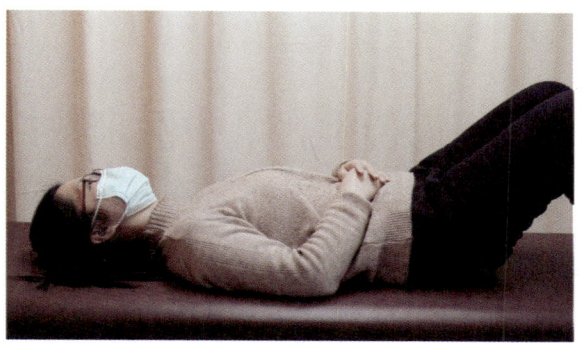

Tips

（1）做完一些简单的训练后，一定要进行拉伸。

（2）如果出现漏尿的情况不要不好意思，一定要及时进行干预。

（张瑾宇）

第一篇　康复篇

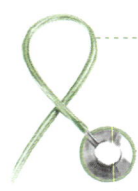

25　痔疮苦难言　中医来救援

关键词：痔疮　中医调理　中药坐浴　针灸按摩

📖 **小故事**

张先生是一位长期伏案工作的程序员，因久坐不动和饮食不规律，逐渐发现自己肛门处出现了不适，伴有疼痛和出血。起初他并未在意，但随着症状加重，严重影响了工作和生活。在朋友的推荐下，张先生尝试了中医的痔疮调理方法。通过中药坐浴、针灸与按摩的综合治疗，他的痔疮症状得到了明显缓解，生活质量也大大提升。

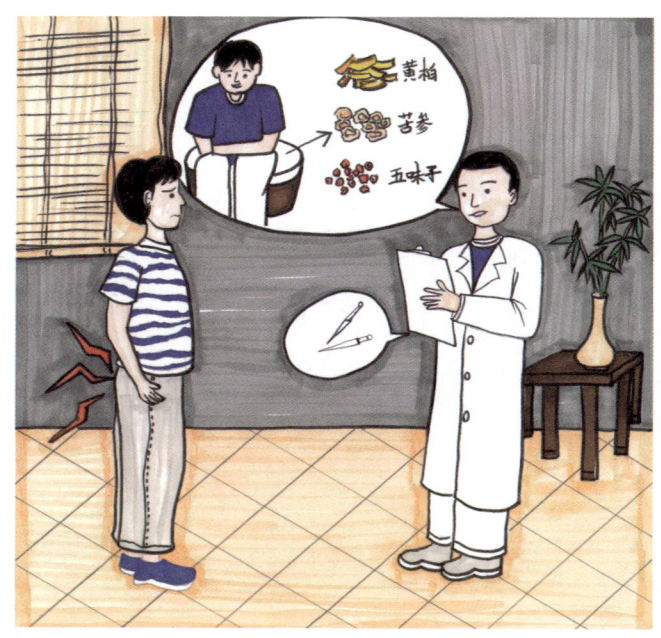

❓ 痔疮是什么？

痔疮是肛门直肠底部及肛门黏膜的静脉丛发生曲张而形成的一个或多个柔软的静脉团的一种慢性疾病。患者常表现为肛门疼痛、出血、瘙痒及脱垂等症状。中医理论认为，痔疮多因饮食不节、久坐久立、负重远行、便秘或腹泻等因素导致湿热下注、气血瘀滞而成。

❓ 有哪些中医药治疗方式？

（1）中医中药调理

中药坐浴：是中医治疗痔疮的常用方法，通过温热药液的浸泡，促进局部血液循环，消除炎症，缓解疼痛。常用药物包括黄柏、苦参、五倍子、蒲公英等，具有清热解毒、燥湿止痒、收敛止血的功效。坐浴时，将适量中药煎液倒入盆中，待水温适宜后坐浴10～20分钟，每日1～2次。

（2）中医外治方法

针灸疗法：针灸可以疏通经络、调和气血、消肿止痛。针对痔疮，常选取长强、承山、二白等穴位进行针刺，以改善局部血液循环，促进炎症消退。针灸治疗应由专业医师操作，确保安全有效。

按摩疗法：通过按摩肛门周围及下肢的穴位，如会阴、承扶、足三里等，可以疏通经络、活血化瘀、缓解肛门括约肌痉挛。按摩时，手法应轻柔有力，以患者感到舒适为度。

（3）生活习惯调整

饮食调养：饮食宜清淡易消化，多食用富含纤维素的食物，如蔬菜、水果、粗粮等，以保持大便通畅。避免辛辣、油腻、刺激性食物的摄入，以免加重痔疮症状。

适量运动：避免久坐久立，适当进行体育锻炼，如散步、慢跑、瑜伽等，以促进全身血液循环，改善肛门局部血液循环。

保持卫生：保持肛门周围清洁干燥，勤换内裤，避免感染。排便后及时清洗肛门，可使用温水或淡盐水坐浴。

> **Tips**
>
> 中药坐浴、针灸疗法和按摩疗法并非孤立的治疗方法，往往需要结合患者的具体情况进行综合治疗。同时，保持良好的生活习惯也是预防和治疗痔疮的关键。如避免久坐久站、保持肛门清洁、合理饮食、适当运动等，都有助于减少痔疮的发生和复发。当然，在治疗过程中，如症状持续加重或出现其他并发症，应及时就医寻求专业治疗。

（杨　坤）

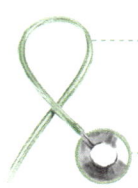 ## 26 带状疱疹袭　中医来救急

关键词：带状疱疹　中医调理　中药外涂　外治方法

📖 小故事

最近，赵阿姨腰部一侧皮肤刺痛，随后出现带状分布的水疱，被诊断为带状疱疹。好在遇到擅长中医皮肤科治疗的医生，开具中药外涂方剂并指导护理，最终症状减轻，使她重新找回了往日的安宁与自信。

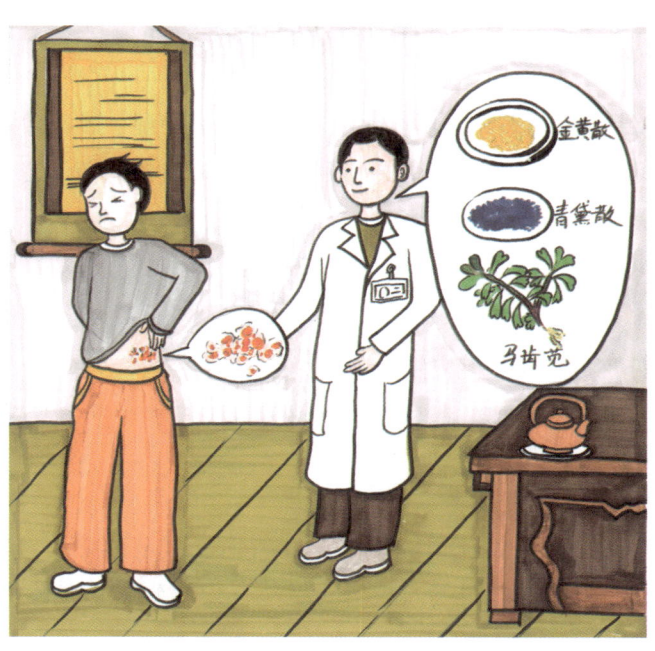

❓ 带状疱疹是什么？

带状疱疹是一种由水痘-带状疱疹病毒引起的急性感染性皮肤病。病毒初次感染时通常表现为水痘或隐匿性感染，随后潜伏在脊髓后根神经节或颅神经感觉神经节内。当机体免疫力下降时，潜伏的病毒被激活，沿着神经轴索下行，到达该神经所支配区域的皮肤内复制，产生水疱，并引发神经炎症和坏死，导致疼痛。中医称之为"缠腰火丹"或"蛇串疮"，其病因病机复杂，多因机体正气亏虚，"湿""热""火""毒""瘀"邪毒外犯所致。

❓ 中医药治疗有几种方法？

（1）中医中药调理（外用）

青黛散：青黛具有清热解毒、凉血消斑的功效，适用于带状疱疹初期红斑、丘疹阶段。使用时，可将适量青黛散与清水或香油调和，涂抹在患处，轻轻按摩片刻，以促进药物吸收。

六神丸：六神丸具有清热解毒、止痛的功效，可用于带状疱疹水疱期。将适量六神丸研成细末，与清水或白醋调和，涂抹在水疱上，注意保持创面清洁干燥。

双黄散：由黄连、黄柏等中药组成，具有清热燥湿、解毒敛疮的作用，适用于带状疱疹破溃糜烂期。使用时，将双黄散粉末直接撒布于患处，或用适量油剂调和后涂抹。

金黄散：具有清热解毒、消肿止痛的功效。将适量金黄散与清水或醋调和，涂抹在疱疹处，用纱布固定，每日更换一次。

马齿苋洗剂：马齿苋是一种常见的野菜，具有清热解毒、凉血止血的功效。可将适量马齿苋洗净后煮水，待水温适宜后，用纱布蘸取药液轻拭疱疹处，每日数次。

（2）中医外治方法

针灸疗法：针灸可以疏通经络、调和气血、缓解疼痛。针对带状疱疹，可选用合谷、曲池、足三里等穴位进行针刺，以增强机体免疫力，促进疱疹消退。

拔罐疗法：在疱疹区域周围进行拔罐，可以拔出局部瘀血和毒素，缓解局部肿胀和疼痛。但需注意操作规范,避免在疱疹上直接拔罐以免造成感染。

中药熏洗:选用具有清热解毒、燥湿止痒功效的中药如金银花、野菊花、蒲公英等,煎水后进行患处熏洗或湿敷,有助于减轻炎症、缓解疼痛和瘙痒。

(3) 日常护理

- 保持皮肤清洁:用温水和温和的洗涤剂清洗患处,避免使用刺激性强的化学物品。
- 穿着宽松衣物:选择柔软、透气性好的棉质衣物,避免摩擦患处。
- 饮食调理:多食用富含维生素和蛋白质的食物,避免辛辣刺激和油腻食物,以增强机体免疫力。
- 注意休息:保证充足的睡眠时间,避免熬夜和过度劳累,以促进身体康复。

Tips

(1) 在使用中药外敷前,应先清洁患处皮肤,避免感染。

(2) 用药期间,应避免食用辛辣刺激性食物,以免加重病情。

(3) 若疱疹出现破溃或感染迹象,应及时就医处理。

(4) 中药外敷虽好,但应结合自身病情和体质,在医生或药师指导下进行。

所以,面对带状疱疹,我们无需恐慌,选择正确的治疗方法,就能让健康重新回归。

(杨 坤)

第二篇

养生篇

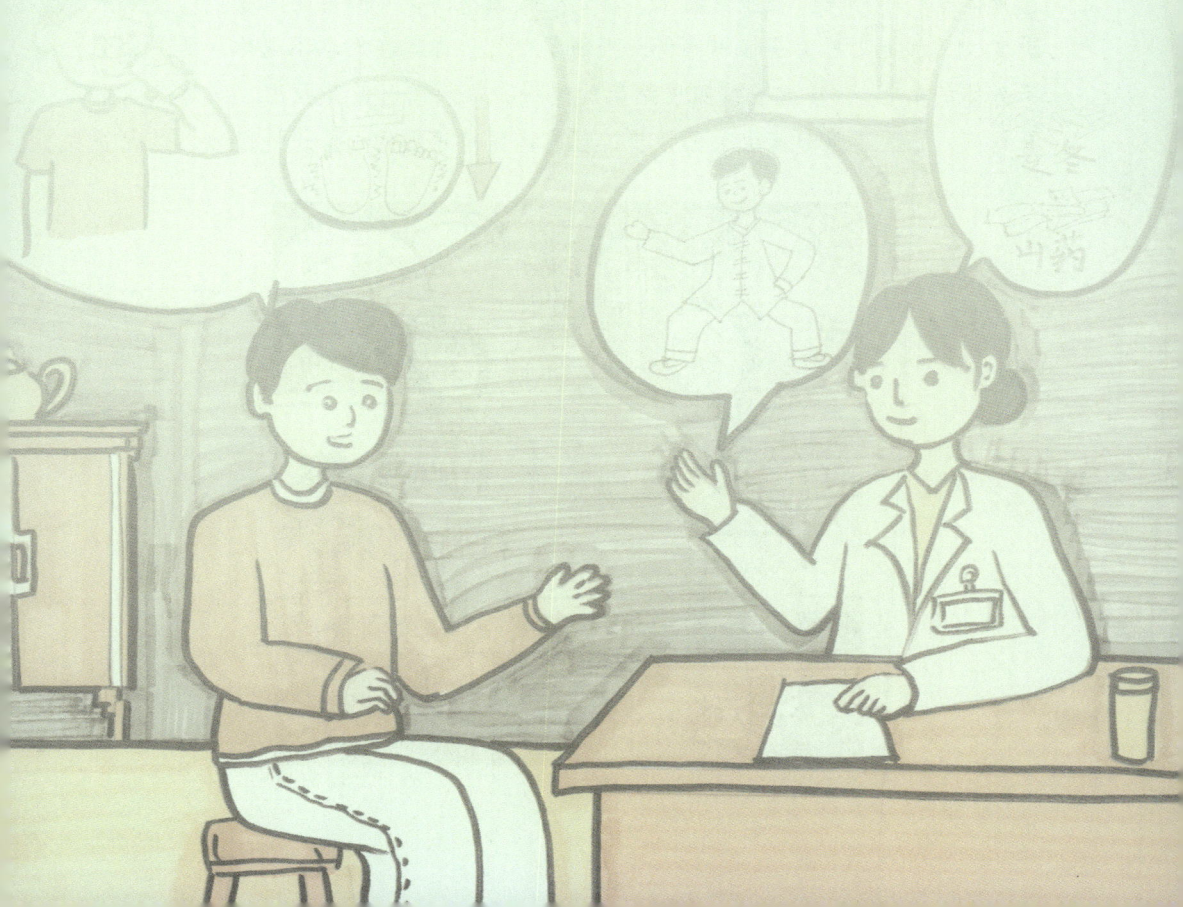

第二篇　养生篇

27 警惕冠心病　规律作息好

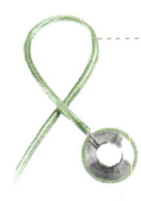

关键词：冠心病　规律作息

📖 **小故事**

　　李大爷因为冠心病来医院了，接诊的是经验丰富的王医生。王医生说："李大爷，冠心病要警惕啊，要规律作息心情好，这冠心病啊，就像是一颗埋在身体里的小炸弹。在中医看来，你这是气血不畅，心脉痹阻所致。以前劳累过度，又加上心思重，情志不舒，损伤了心气。你现在作息不规律，更是加重了身体的负担。"李大爷按照王医生的嘱咐，每天按时煎药服用。同时，他不再熬夜，每天早早起床去公园散步，让自己保持乐观的心情，慢慢地，李大爷

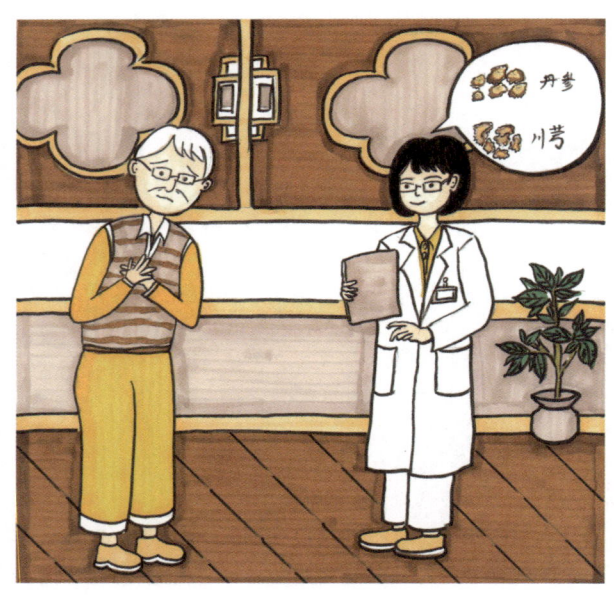

27 警惕冠心病 规律作息好

感觉胸口的闷痛发作次数越来越少了。再次去医院检查时，各项指标都有所改善。李大爷感慨地说："这冠心病啊，真得警惕，听了老中医的话，规律作息，心情变好，身体也跟着好多了。"

❓ 中医对冠心病的病因病机是如何认识的？

中医认为冠心病主要病因病机为心脉痹阻。其病因多与寒邪内侵、饮食不节、情志失调、年老体虚等有关。寒邪使心脉挛缩，气血凝滞不通；饮食不节，如过食肥甘厚味，损伤脾胃，运化失常，聚湿生痰，痰浊阻滞心脉；长期情志不舒，如肝郁气滞，气滞血瘀，或忧思伤脾，脾虚生痰，痰瘀交阻心脉；年老体虚，肾阴肾阳不足，心阳失于温煦，或心气不足，无力推动血液运行，均可导致心脉痹阻，发为冠心病。

❓ 有哪些常见的中医药方法可用于冠心病的防治？

（1）中药内服：如丹参、川芎等。丹参具有活血祛瘀、通经止痛的功效，现代研究发现丹参可改善心肌缺血、抑制血小板聚集等；川芎能活血行气、祛风止痛，川芎中的有效成分可扩张冠状动脉，增加冠脉血流量，减轻心肌缺血损伤。

（2）针灸推拿：① 针灸：针刺内关、膻中、心俞等穴位。内关为心包经络穴，可宁心安神、理气止痛；膻中为气会，能调理气机；心俞可调节心脏气血。针刺这些穴位可改善心肌供血，缓解心绞痛症状。② 推拿：通过按摩心经、心包经循行部位以及胸部相关穴位，起到疏通经络、调节气血的作用，改善心脏功能。

❓ 从中医角度，为什么规律作息和保持好心情对冠心病患者很重要？

人体的气血运行与自然界的昼夜节律相呼应。规律的作息有助于维持人体气血的正常运行。夜晚睡眠时，身体处于休息和调养状态，心脏的负担相对减轻，气血得以归藏和滋养心脏。若作息不规律，熬夜或过度劳累，会耗伤人体正气，使心气不足，心脏推动血液运行的功能减弱，加重心脉痹阻的情况，从而加重冠心病病情。

Tips

　　(1) 饮食调理：低盐、低脂、低糖、高纤维的饮食有助于预防和治疗冠心病。

　　(2) 适量运动：选择适合自己的运动方式，如太极拳、散步等，有助于增强心脏功能，改善血液循环系统。

　　(3) 药物治疗：中医会根据患者的具体病情和体质情况，选择合适的药物进行治疗。

　　(4) 保持心理平衡：心理平衡有助于生理平衡，减少冠心病的发生。保持情绪稳定，避免暴怒、惊恐、过度思虑等，有助于维护心脏健康。

（王水英）

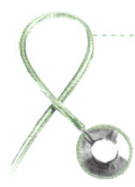

28 重视高血压 定期检测佳

关键词：高血压 定期监测

📖 **小故事**

王医生诊室来了一位神情有些疲惫的中年男子，他叫赵强。一坐下就抱怨："王医生啊，我最近老是觉得头晕乎乎的，也不知道怎么回事。"王医生问了基本情况，在了解到赵强的家族有高血压病史后，王医生为他测了血压，测量后发现赵强的血压果然偏高。"赵大哥，您这是高血压啊。高血压切莫大意，这个病不能掉以轻心。"王医生选取了钩藤、夏枯草、菊花等平肝潜阳的中药材，又加了枸杞、熟地等滋养肝肾之品，耐心地解释道："这钩藤就如同一位

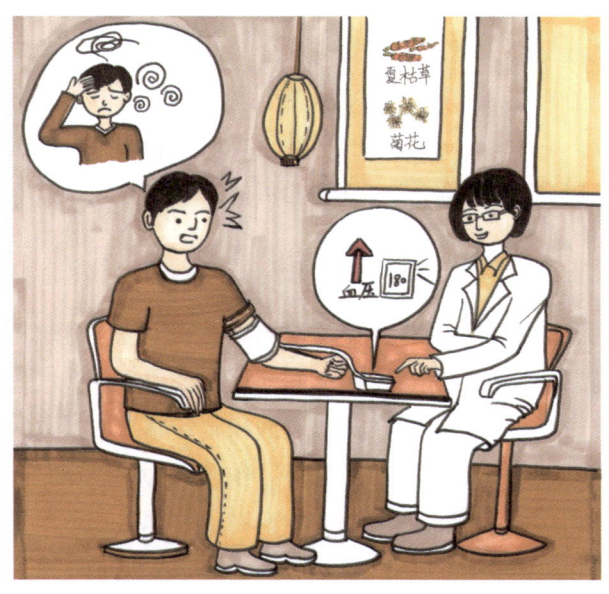

冷静的将军,能平息您体内那过于亢进的阳气;夏枯草能清肝泻火;菊花清肝明目又降压;而枸杞和熟地呢,就像给您的肝肾注入一股清泉,滋养它们,让身体的阴阳重新达到平衡。"

赵强按照王医生的方子抓药煎服。同时,保持心情舒畅,避免过度劳累,饮食上要少吃油腻和过咸的食物,定期监测血压。一段时间后,赵强的头晕症状逐渐减轻了,血压也慢慢稳定下来。

❓ 中医认为高血压与哪些脏腑功能失调密切相关?

中医认为高血压多与肝肾相关。肝肾阴虚时,阴不制阳,肝阳上亢,气血上冲,可导致血压升高。同时,与脾也有一定关系,脾失健运,痰浊内生,阻滞经络,也会影响气血运行,从而间接影响血压。例如,过食肥甘厚味,损伤脾胃,聚湿生痰,痰浊中阻,上蒙清窍,可出现眩晕等高血压相关症状。

❓ 有哪些常见的中药材可用于辅助调理高血压?它们的作用原理是什么?

钩藤:味甘,性凉。作用原理为清热平肝、息风定惊。钩藤中含有的钩藤碱等生物碱成分,能够抑制血管运动中枢,扩张外周血管,从而起到降低血压的作用。天麻:味甘,性平。天麻能平肝息风止痉。其主要通过调节神经系统,改善脑部血液循环,减轻头晕等高血压症状,并且对血管有一定的舒张作用,有助于降低血压。决明子:味甘、苦、咸,性微寒。决明子有清肝明目、润肠通便的功效。它可以降低血清胆固醇,抑制血管收缩,从而降低血压,其富含的大黄酚等成分对改善血管内皮功能可能有一定作用。

❓ 中医在高血压的预防方面(除药物外)有哪些建议?

情志调节:保持心情舒畅,避免长期的焦虑、愤怒、忧郁等不良情绪。因为情志过激容易导致气血逆乱,肝阳上亢,诱发高血压。

饮食调养:提倡清淡饮食,减少盐、油和肥甘厚味的摄入。可适当多吃一些具有降压作用的食物,如芹菜、冬瓜等。中医认为,过咸伤肾,肥甘厚味易生痰浊,影响脏腑功能平衡,而清淡饮食有助于脾胃运化,气血通畅。

Tips

（1）调理饮食：低盐、低脂、高纤维的饮食是防治高血压的基础。中医建议适量食用具有降压作用的食物，如芹菜、山楂、黑木耳等。

（2）平衡情绪：中医认为，情绪波动会影响气血运行，导致血压升高。保持情绪稳定，避免过度焦虑、紧张，有助于血压稳定。

（3）穴位按摩：按摩太冲、合谷等穴位，能调节气血，辅助降压。但请在专业医生指导下进行。

（王水英）

29 预防高血脂 清淡饮食好

关键词：高血脂 清淡饮食

📖 小故事

张大爷体型偏胖，他来到医院苦恼地对王医生说："医生，我看周围好多人有高血脂，我有点担心自己也会得。"王医生微笑着说："大爷，高脂血症确实要重视预防。"王医生给张大爷仔细地把了脉，看了舌苔后说："大爷啊，这高脂血症得重视，得预防。咱们中医讲究饮食与健康息息相关，您这样长期吃油腻食物，脾胃负担过重，这血脂可不就高了嘛。"

王医生给张大爷开了一个简单的食疗方子，用山楂、荷叶、薏苡仁煮粥。

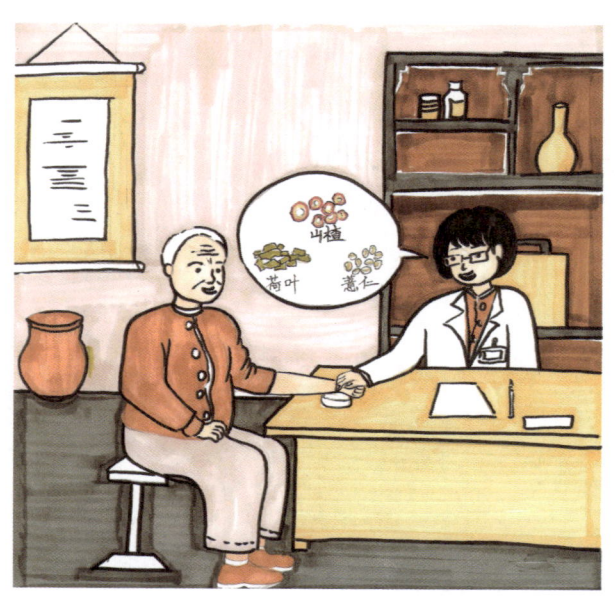

他解释道:"山楂能消食健胃,荷叶可帮助减少体内多余的油脂,薏苡仁利水渗湿能排出多余的脂浊。"

张大爷按照王医生的方子坚持了下来,同时,他也开始逐渐减少油腻食物的摄入,增加蔬菜和水果的食用量。过了几个月,张大爷再次来到医院,高兴地对王医生说:"医生啊,按照你说的方法,现在感觉身体轻快多了,也没以前那么容易累了。"王医生欣慰地说:"大爷,您这就对了,坚持下去,就能很好地预防高脂血症了。"

中医认为高脂血症的形成与哪些脏腑功能失调有关?

中医认为高脂血症主要与脾、肝、肾三脏功能失调有关。脾主运化,若脾失健运,则水谷精微运化失常,聚湿生痰,脂浊内生,从而导致血脂升高。肝主疏泄,调畅气机,若肝气郁结也会影响血脂代谢。肾阳不足,不能温煦脾阳,可致脾失健运;肾阴不足,可导致肝阴不足,肝阳上亢,进而影响脂质的运化与排泄,促使高脂血症的形成。

有哪些中药材有助于高脂血症的预防?它们是如何发挥作用的?

山楂:山楂有消食健胃、行气散瘀的功效。山楂中的山楂酸、熊果酸等成分,能够增加胃中消化酶的分泌,促进脂肪类食物的消化,同时它还能降低血清胆固醇、甘油三酯,扩张血管,有助于预防高脂血症。

泽泻:泽泻利水渗湿泄热。其含有的泽泻醇等成分可抑制小肠对胆固醇的吸收,促进胆固醇的排泄,从而降低血脂,对预防高脂血症有积极意义。

制首乌:具有补肝肾、益精血、乌须发、强筋骨的功效。何首乌中的蒽醌类化合物能够促进肠道蠕动,减少胆固醇的吸收,同时可调节肝脏的脂质代谢,降低血脂水平。

除了清淡饮食,还有哪些生活方式有助于预防高脂血症?

适度运动:中医认为"动则不衰",适度的运动可以促进气血流通,增强脾胃功能,防止脂浊积聚。像散步、太极拳、八段锦等运动方式,能够提高身体的新陈代谢能力,有助于预防高脂血症。

情志调节：情志舒畅对于预防高脂血症也非常重要。保持乐观积极的心态，避免焦虑、愤怒、忧郁等不良情绪，可使肝气条达，气血运行顺畅，有助于维持身体正常的脂质代谢。

规律作息：良好的作息习惯能保证脏腑功能的正常运行。例如，夜间睡眠时是肝脏排毒和藏血的时间，规律的作息有助于肝脏功能正常发挥，从而对脂质代谢产生积极影响。

Tips

（1）中药调理：根据个人体质，中医会使用如决明子、泽泻、丹参等具有降脂作用的中药进行调理。

（2）针灸疗法：针灸特定穴位，如足三里、丰隆等，可调节身体机能，促进血脂代谢。

（王水英）

30 血糖高需防　控食即可稳

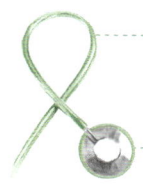

关键词：糖尿病

📖 小故事

　　李叔今年65岁，是一名退休的中学教师。最近，他发现自己总是感到口渴，频繁上厕所，而且容易感到疲倦，体重也在不知不觉中下降了。李叔心里有些不安，第二天就去医院检查。果不其然，医生告诉他血糖偏高，确诊为2型糖尿病。医生给李叔开了降糖药，并建议他改变饮食习惯，增加运动。李叔回家后，开始按照医生的建议调整生活方式。他还特意去咨询了中医师，中医师根据他的情况，推荐了几种中药材：黄芪、山药、麦冬，告诉他这些药材有助于健脾养胃、滋阴降火，从而辅助调节血糖。

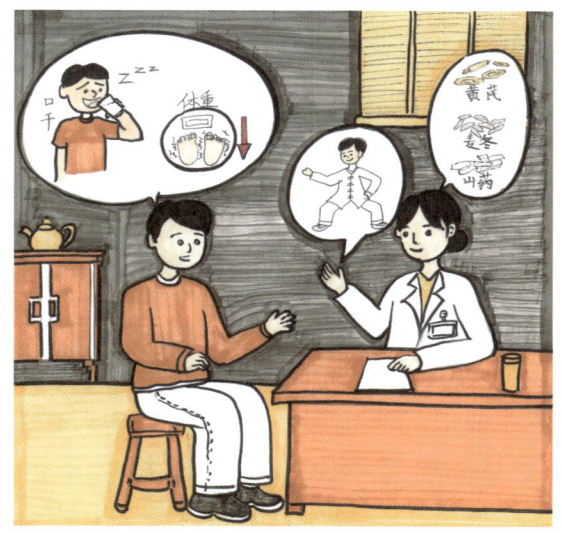

李叔按照中医师的建议，开始服用中药，并坚持每天散步、打太极。他还学习了一些糖尿病的饮食管理知识，尽量避免高糖、高脂食物，多吃蔬菜和粗粮。几个月后，李叔的血糖逐渐稳定下来，精神状态也明显好转。

在中医理论中，高血糖多与脾胃虚弱、阴虚燥热有关。脾胃为后天之本，是气血生化之源，脾胃功能失调可导致血糖代谢异常。因此，中医治疗高血糖着重于健脾养胃、滋阴降火。

黄芪、山药、麦冬有什么作用？

黄芪：含有丰富的微量元素、多糖、氨基酸等营养成分，能够增强机体的免疫功能。多糖可以改善胰岛素抵抗，减少糖尿病引起的胰岛细胞损伤，维持胰岛素的正常分泌。另外，黄芪也能够降低血脂水平，减少糖尿病患者动脉粥样硬化的风险，对预防心脑血管并发症具有积极作用。

山药：在中医理论中，脾主运化水谷精微，肾藏精生髓。山药能够强化脾胃功能，补充肾精，滋阴作用能够有效缓解阴虚内热引起的口渴、多饮等症状。山药中含有丰富的多糖、蛋白质、维生素和矿物质，可以增强胰岛素敏感性，促进葡萄糖的利用，从而降低血糖水平。

麦冬：可缓解口渴、多饮等症状。它能够滋养肺肾之阴，清热润燥，从而帮助改善体内的津液代谢，降低血糖水平。此外，麦冬还具有保护胰岛细胞的功能，能够提高胰岛素的敏感性，促进血糖的利用和转化。

如何食用黄芪、山药、麦冬？

为了充分发挥黄芪、山药、麦冬的降血糖功效，我们可以将这些中药材结合起来进行调理。

黄芪山药麦冬茶

材料：黄芪、麦冬、山药干各10克（或鲜山药30克）。

做法：①将黄芪、山药干（或鲜山药切片）、麦冬清洗干净。②将所有材料放入茶壶或养生壶中，加入适量清水。③用大火煮沸后转小火，煎煮20～30分钟。④去渣取汁，倒入杯中，即可饮用。

可根据个人口味适量添加蜂蜜或枸杞调味。每日饮用1～2次，长期坚持，有助于调节血糖，增强免疫力。

> **Tips**
>
> 在食用这些中药材的同时，糖尿病患者还需要注意保持良好的生活习惯，如均衡饮食、适量运动、戒烟限酒等。这样，才能更有效地控制血糖，维护我们的健康。

（刘　欢）

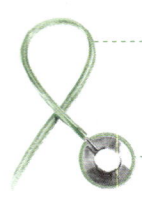

31 失眠增烦恼　作息调整好

关键词：失眠　穴位　中药

📖 小故事

李明是一位年轻程序员，他的生活节奏快如闪电，每天穿梭在代码与会议之间，夜晚则常常伴着键盘的敲击声入眠。然而，最近几个月，这份忙碌的生活却被一种无形的困扰所打破——他开始频繁地失眠。

失眠带来的后果是显而易见的。李明白天的工作效率直线下降，注意力难以集中，甚至开始出现记忆力减退的迹象。更糟糕的是，长期的睡眠不足让他的情绪变得易怒且不稳定，与同事和家人的关系也因此蒙上了一层阴影。

终于有一天，李明意识到自己不能再这样下去了。他鼓起勇气，决定向专业医生求助。医生告诉李明，现代社会的快节奏生活和高压工作环境是导致失

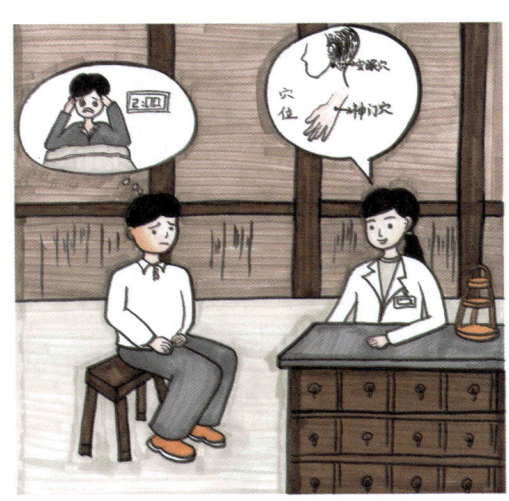

眠的重要原因之一。为了改善睡眠状况，医生为他制定了一套个性化的治疗方案，包括调整作息时间，进行放松训练，以及必要时使用药物和针推治疗。

经过一段时间的努力和调整，李明的睡眠状况逐渐得到了改善。他开始能够按时入睡，并且一觉到天亮。更重要的是，他的精神状态和工作效率都有了显著的提升。李明也学会了更好地管理自己的压力和生活方式，重新找回了属于自己的宁静夜晚。

❓ 什么样的情况可以算失眠？

失眠主要类型包括以下几种：

入睡困难型：主要特点是入睡潜伏期长，即需要花费较长的时间才能进入睡眠状态。

睡眠不实型：特点是夜间觉醒的次数过多或时间过长。

睡眠表浅型：主要涉及深睡减少，占睡眠总时间较正常幅度下降。可能感觉到睡眠时间够了，但醒来后仍然疲惫。

早醒型：比平常的正常起床时间提前醒来，且难以再次入睡。

❓ 如何从生活习惯出发来改善失眠？

首先，我们应该尽量养成规律的作息时间，在每天同一时间上床睡觉和起床，避免熬夜、午睡时间过长或傍晚打盹，以免影响夜间睡眠。我们也可以尝试营造舒适的睡眠环境，使用遮光窗帘，减少噪声干扰。

在日常饮食上，晚餐不宜过饱，避免油腻、辛辣等刺激性食物。可适量摄入富含色氨酸的食物，如香蕉、牛奶、鸡肉等，色氨酸是合成褪黑素的原料，能够帮助我们调节昼夜节律，有助于提高睡眠质量。

此外，对于常坐办公室的年轻人或者居家的老年人，建议保持适量运动，如散步、瑜伽等，有助于改善睡眠。但也要注意避免在临睡前进行剧烈运动。临睡前可进行深呼吸、冥想等放松训练，帮助身心放松，舒缓情绪。

❓ 中医有哪些帮助入睡的手段？

中医有一些口服药物可以帮助改善失眠，当然，中药治疗失眠需请专业医师根据患者的具体病情进行辨证施治。例如，心脾两虚型失眠可选用归脾丸；心肾不交型失眠可选用黄连阿胶汤或交泰丸等。中成药如枣仁安神胶囊、安神补脑液等也常用于治疗失眠。

穴位推拿是我们日常可以自行操作的助眠方法。神门穴、安眠穴可以帮助舒缓心神，解除压力，进入梦乡。百会穴、印堂穴等穴位可以起到镇定、安神、助眠的作用。腿部的足三里、三阴交也具有健脾安神、调和阴阳、调节睡眠的作用。平时可以多按揉这些穴位，对改善失眠有一定功效。

> **Tips**
>
> 失眠的改善需要综合多方面的因素进行调节和治疗。在尝试以上方法时，请保持耐心和毅力，逐步改善睡眠质量。如果失眠症状持续严重，建议及时就医，寻求专业帮助。

（叶健飞）

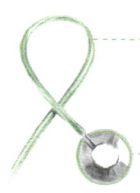

32 记忆防衰退 勤思以健脑

关键词：记忆力减退 脑萎缩

📖 **小故事**

年过六旬的退休教师李奶奶曾以超群的记忆力闻名。然而，岁月不饶人，她的记忆力开始衰退。小事如忘带钥匙，大事如遗忘朋友姓名，都让她倍感困扰。儿子小杰察觉到母亲的困境，遂向中医师求助。医师为李奶奶开了人参、灵芝和远志等中药，以补心脾、益肾精，改善其记忆力。李奶奶遵医嘱，按时服药，精神日渐充沛，记忆力亦有所提升。小杰还教她头部按摩，特别是百会穴和太阳穴，以促进头部血液循环。此外，李奶奶也投身脑力训练，参与记忆

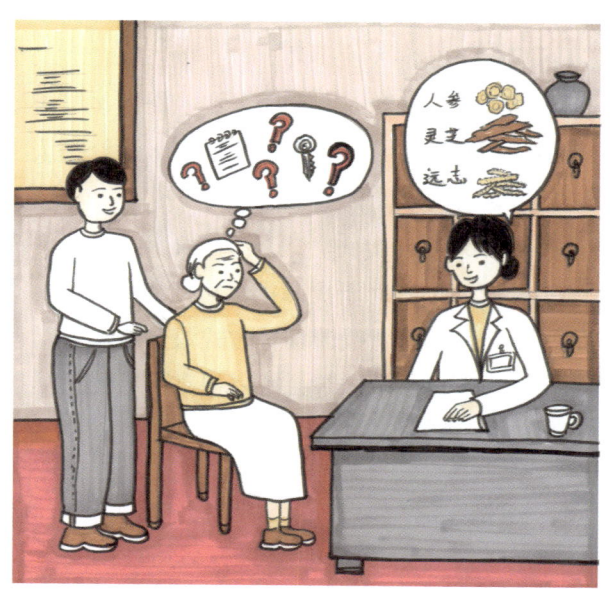

游戏、阅读和学习新技能，甚至加入合唱团，通过唱歌来锻炼大脑。她调整了生活方式、均衡饮食、适度运动，并保证充足睡眠，同时练习太极拳，以放松身心。长此以往，李奶奶的记忆力显著提高，她的生活因此变得更加丰富多彩。

❓ 中医对记忆力减退的认识有哪些？

随着年龄的增长，记忆力减退成为许多人面临的问题。在中医理论中，脑为"元神之府"，与心、肝、肾等脏器功能密切相关。记忆力减退往往与气血不足、肾精亏虚等因素有关。心主血脉，脾主运化，肾藏精，这些脏器的功能状态直接影响大脑的血液供应和脑髓的充盈，从而影响记忆力。

❓ 日常生活怎么改善记忆力呢？

（1）中药调理，如人参远志茶：人参3克，远志10克，沸水冲泡，代茶饮用，每日1～2次。

人参：大补元气，提高记忆力，适用于气血两虚引起的记忆力减退。

灵芝：补肝肾，益精血，对于肾精亏虚引起的记忆力减退有辅助治疗作用。

远志：安神益智，常用于心脾两虚，心神不宁导致的记忆力减退。

（2）推拿按摩可以促进头部血液循环，改善脑供血，有助于提高记忆力。

百会穴：位于头顶正中，按摩此穴有助于醒脑提神，增强记忆力。

太阳穴：位于眉梢与目外眦之间向后约1寸的凹陷处，按摩此穴可以缓解头痛，提高思维敏捷性。

操作方法：每次按摩5～10分钟，每日1～2次，以穴位感到酸胀为宜。

（3）适当的脑力和体力训练对于提高记忆力同样重要。

记忆训练：通过记忆游戏、背诵诗词等方式锻炼记忆力。

脑力活动：如阅读、下棋、解谜等，可以提高大脑的思维活跃度。

Tips

（1）记忆力减退是中老年人常见的问题，但通过合理的中药调理、推拿按摩、穴位刺激以及康复训练，可以有效地预防和改善这一状况。

（2）在实施任何治疗前，建议咨询专业的中医师，以制定个性化的治疗方案。通过合理的生活调理和中医治疗手段，我们可以更好地维护大脑健康，享受清晰的记忆带来的便利和乐趣。

（刘　欢）

第二篇 养生篇

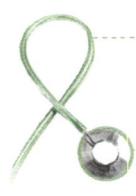

33 打嗝扰不停 掐腕安心眠

关键词：打嗝 呃逆 内关穴

📖 小故事

在一个炎热的夏日午后，小张像往常一样，结束了一天的学习回到了家中，打开冰箱掏出一堆冰镇饮料、冰淇淋和冰镇西瓜，这些都是他用来对抗酷暑的"秘密武器"。

小张坐在沙发上大快朵颐着地享受着这些冰爽的食物。然而，这份畅快并没有持续太久。随着夜幕降临，小张突然发现自己开始不由自主地打嗝，起初他还觉得有些好笑，试图用各种方法止住这突如其来的"呃逆"——喝水弯腰法、深呼吸憋气法，甚至尝试起了网上流传的惊吓疗法，但都无济于事。

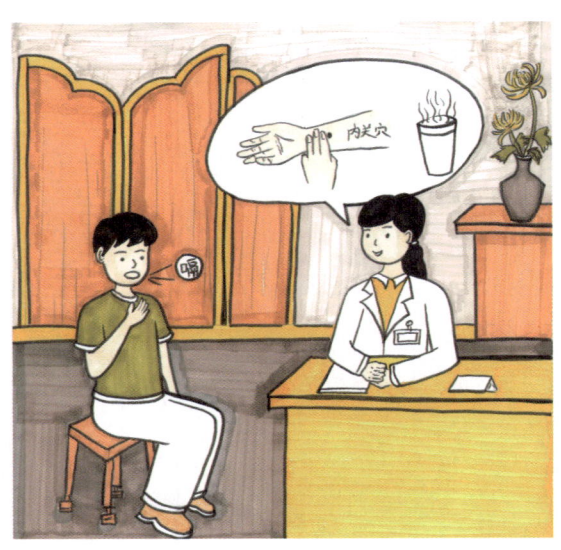

呃逆的频率越来越高，声音也越来越大，妹妹笑着问他怎么了，他也说不出个所以然来，刚想开口，呃逆却抢先一步，瞬间让气氛变得尴尬无比。

幸好，小张的爷爷有着丰富的生活经验，他让小张慢慢喝了一些温水，用热毛巾热敷肚子，还帮小张按摩了手腕上的"内关穴"。慢慢地，呃逆的频率逐渐减少，最终完全消失。

呃逆是什么？

呃逆，俗称打嗝，有些地区也叫打冷嗝，是一种常见的症状，主要表现为气从胃中上逆，冲击喉头发出声响，声音短而频。患者会表现出不自主的频繁打嗝，难以克制，其打嗝的声音时高时低、时疏时密，间歇的时间也有长有短。同时，还可能伴随嗳气、胃胀、胃部隐痛、消化不良等症状，有时也可能伴有胸闷、情绪不安等。

日常生活中为什么会呃逆？如何预防呃逆？

呃逆最常见的诱因是贪食生冷食物。低温会使胃部受凉，导致膈肌痉挛，气流不受控制地上冲而引起呃逆。其他一些情况如进食过多或饮用过多碳酸饮料后导致胃扩张，辣椒、酒精、吸烟和其他胃肠道或呼吸道刺激也可能导致膈肌受到刺激引起反射性痉挛，从而诱发呃逆。

因此，要预防呃逆发生，建议少食用生冷食物，特别是在炎炎夏日，要寻找既解暑又健康的饮食方式，即使要吃也应当慢慢地吃，不宜吃得过快过猛。

如何自行缓解呃逆？

止呃逆有一些流传已久的民间疗法，比如"憋气疗法"，通过吸入空气拉伸膈肌，再憋气止住膈肌痉挛，有可能就停止呃逆了，不过这种方法让人比较难受。其实像上面所说的，呃逆主要是由于膈肌痉挛引起的，因此，缓解膈肌痉挛是治疗呃逆的要点。喝温水、热敷和按摩上腹部都可以帮助解除痉挛，缓解呃逆。

中医也有简便易学的呃逆处理方法，"掐掐手腕"就能搞定。这个方法就是按摩手腕上的"内关穴"。内关穴位于前臂掌侧，腕横纹上2寸。按揉时，可以用另一只手的拇指指腹进行点按，力量稍大，感觉有酸胀感为宜。内关是手厥阴心包经的穴位，具有安神和胃、降逆止痉等功效，所以按摩内关常常能快速止住呃逆。

> **Tips**
>
> 呃逆并不是非常严重的症状，但停不下来的呃逆常常给生活带来尴尬。温水、温食和按摩都有助于缓解呃逆。中医推拿疗法作为一种安全有效的治疗方法，在缓解和治疗呃逆方面也具有重要作用。但是，呃逆是一种病因复杂多样的症状，若呃逆较为严重或持续不断，就要考虑是否存在器质性的病变，要去医院及时就医了。

（叶健飞）

34 结石多疼痛 中医来帮忙

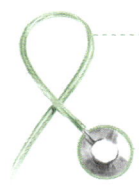

关键词：结石 饮水

📖 小故事

张先生是一位忙碌的IT工程师，平时工作繁忙，经常加班到深夜，生活作息也不规律，饮食基本以快餐为主，忙起来时喝水也很少，更别提运动了。最近，张先生的身体出现了一些微妙的变化，刚开始感到腰部疼痛，以为是工作劳累所致，但随着时间的推移，张先生感觉腰部疼痛加剧，有时甚至出现恶心呕吐，严重影响了他的工作和生活。在妻子的催促下，张先生去医院做了检查，结果让他大吃一惊——原来是患了肾结石。医生建议张先生调整作息时间，均衡饮食，保证每天有足够的饮水量，适当运动。经过一段时间的调整，张先生的症状得到了改善。

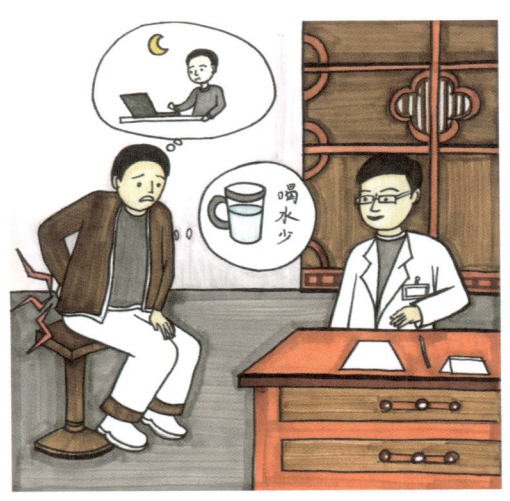

第二篇　养生篇

在现代社会中，肾结石的发病率逐年上升，张先生的案例并不罕见，很多人因为不良的生活习惯，不知不觉地为肾结石埋下隐患。

❓ 什么是肾结石？

肾结石，指的是在泌尿系统形成的固体结晶聚集体，主要由尿液中的矿物质和盐类沉积而成。肾结石可能停留在肾脏内，也可能移动到尿路中的其他部位，如输尿管、膀胱等。症状包括腰部或上腹部的疼痛、血尿、尿频、尿急等，严重时可能导致尿路梗阻、肾积水，甚至肾功能丧失。

肾结石的形成与多种因素有关：

- 不良饮食习惯：高盐、高糖、高脂肪饮食，摄入过多富含草酸的食物。
- 饮水不足：水分摄入不足可导致尿液浓缩，易形成结石。
- 不良生活习惯：长期久坐不动、熬夜以及憋尿。
- 遗传因素：有家族史者易发病。
- 疾病与药物：高血压、糖尿病、代谢综合征患者及服用某些药物（如钙补充剂、利尿剂）者易患该病。

❓ 面对肾结石的疼痛"攻势"我们要如何应对？

当肾结石引起的疼痛突然发作时，要保持冷静，我们首先要做的就是缓解疼痛。如果疼痛持续加重或者伴随出现恶心、呕吐、血尿等症状，就需要及时就医了。在医生的指导下，患者可以使用一些镇痛药物来缓解肾结石引起的疼痛。

❓ 我们应该如何预防以及改善肾结石？

（1）调整作息时间：尽量保证每天有足够的睡眠时间，避免熬夜；在日常生活中应该尽量避免长时间憋尿，及时排尿以保持尿路畅通。

（2）增加水的摄入量：充足的水分摄入可以增加尿量，稀释尿液中的矿物质和盐类，降低结石形成的风险。建议做到每天都饮用足够的水，以保持尿液的清亮。

（3）调整饮食结构：应该尽量减少高盐、高糖、高脂肪食物的摄入，增加膳食纤维的摄入量。多吃蔬菜、水果、粗粮等富含膳食纤维的食物。

34 结石多疼痛　中医来帮忙

（4）增加运动量：适当的运动可以促进身体的新陈代谢和血液循环，有助于降低尿液中的矿物质和盐类浓度，从而减少结石的形成。如散步、慢跑、太极等，以促进血液循环和新陈代谢，增强肾脏功能。

（5）定期体检：每年至少进行一次尿常规和B超检查以便及时发现并处理结石问题。

（6）注意个人卫生：注意个人卫生可以避免尿路感染等泌尿系统疾病的发生，从而减少结石形成的诱因。保持外阴部清洁干燥，勤换内裤等个人卫生用品。

> **Tips**
>
> （1）情绪调节：中医认为，情绪波动过大，尤其是怒气和抑郁，会伤及肝脏，导致肝气郁结，影响肾脏的排泄功能；因此，保持良好的心态，对预防肾结石同样重要。
>
> （2）辅助疗法：一些辅助疗法也可以在一定程度上缓解疼痛、促进结石排出。例如中医按摩和针灸等疗法可以通过刺激穴位、调节气血来帮助患者缓解疼痛、改善身体状况。

（吴紫雯）

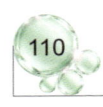

第二篇 养生篇

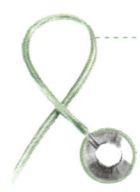

35 痛风痛苦多 饮食有讲究

关键词：痛风 预防

📖 小故事

高先生年轻时是一名运动员，退休后经常和朋友聚餐喝酒。一天晚上高先生跟朋友一起喝酒，第二天早上发现左脚大脚趾疼痛，一开始还能忍受，半天过后右侧脚趾也又红又痛，疼痛难忍，此后高先生被折磨得夜不能寐。在妻子的陪同下高先生到医院就诊，诊断为痛风，医生提醒他一定要戒啤酒。

一年后，高先生脚趾不疼了，药也停了，一天晚上和朋友聚餐时，一时没忍住喝了啤酒，没想到，刚喝了半瓶，那种让他战栗的痛感又来了，吃药也不能缓解，两个脚趾又红又肿，碰都不能碰，最后，高先生坐着轮椅再次到医院

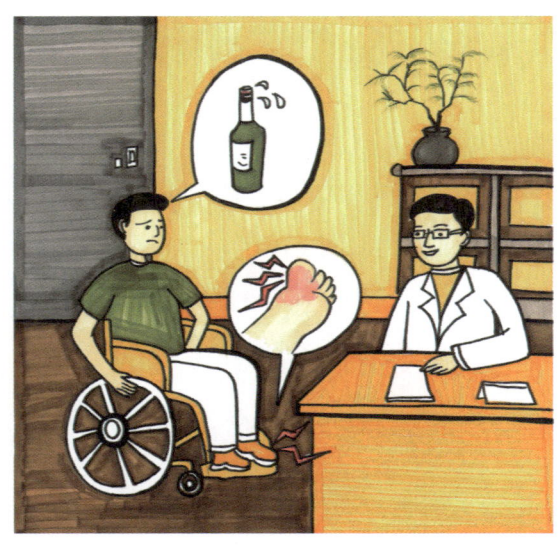

住院治疗。住院期间,医生的宣教他听得格外认真,如今还能脱口而出:"啤酒嘌呤含量高啊,嘌呤摄入过多导致尿酸升高,尿酸结晶在关节处就导致痛风了。"

现在高先生说:"海鲜、啤酒、豆类、肉汤都不能碰,那种痛感太折腾人了,我再也不想经历了。"

痛风,这个以前只有贵族因大吃大喝才会惹上的"富贵病",现在已成为我国仅次于糖尿病的第二大代谢类疾病;在大家的印象里,痛风都是"这不能吃、那不能吃"的。对痛风患者来说饮食控制确实极为重要,那么,痛风患者究竟该怎么吃?又该怎么去预防呢?

❓ 什么是痛风?

痛风,是一种单钠尿酸盐(MSU)沉积所致的晶体相关性关节病,与嘌呤代谢紊乱及(或)尿酸排泄减少所致的高尿酸血症直接相关。严重者可出现关节破坏、肾功能损害,甚至导致尿毒症。常伴发高脂血症、高血压病、糖尿病、动脉硬化及冠心病等。

❓ 痛风喜欢缠上哪些人呢?

那些长期饮酒、暴饮暴食、熬夜太多、压力太大的人易患痛风。

❓ 痛风患者可以吃肉、海鲜吗?

痛风不等同于戒掉嘌呤就行,只能是控制高嘌呤的摄入,一味完全限制高嘌呤、蛋白质的摄入,反而会造成营养不良。

(1)不吃动物内脏,少吃红肉
- 各种动物内脏,包括肝脏、肾脏、大脑、肠子等,都不要吃。
- 浓肉汤、鱼汤、海鲜汤等也不要吃。
- 各种红肉(牛肉、羊肉、猪肉等)在痛风急性发作期,不要吃。

(2)少吃海鲜类食物:长期吃大量高嘌呤海鲜,也是痛风的风险因素之一。比如,贝类、牡蛎和螃蟹等带甲壳的海产品。一些鱼类,如鲤鱼、鲫鱼、黄鱼等。

应该如何预防痛风呢？

（1）减少高嘌呤食物的摄入：饮食以牛奶、鸡蛋为主，无论短期还是长期摄入奶制品特别是脱脂牛奶及低热量酸奶都会降低尿酸水平。

（2）多喝水：多喝水可以促进尿酸的排出，正常人建议每天饮水2 000毫升以上，使尿量保持在2 000毫升以上。

（3）多吃碱性食物：当关节液中pH＞6时尿酸盐多呈游离状态，很少形成尿酸盐结晶。尿液pH升高，可防止尿酸结晶形成，并促使其溶解，增加尿酸的排出量，防止形成结石或使已形成的结石溶解。

（4）适量运动，减脂减重：肥胖容易导致代谢综合征。控制体重有助于尿酸控制，预防痛风发作。体重控制关键在于运动和饮食控制，通俗讲就是：管住嘴，迈开腿。

Tips

（1）日常病情监测：定期复诊，医生会通过病史、血尿酸测定检查监测患者疾病进展，必要时会通过影像学检查辅助监测。合并有糖尿病、心血管疾病、肾脏疾病的痛风患者，需要格外注意监测自身日常血糖、血压水平，及时监测病情，定期复诊，向医生寻求帮助。

（2）特别注意事项：痛风发作期间需注意休息，避免疲劳，防止剧烈运动或突然受凉。

（王　林）

36 头痛别慌张　穴位来帮忙

关键词：头痛　百会

📖 **小故事**

闷热的夏日傍晚，小林下班回到了家里。外面是滚滚热浪，而家里，一股凉爽的空调的冷风迎面扑来，坐在了电视前，品尝着冰镇柠檬水，吹着空调追剧。小林沉浸在这舒适的环境中，惬意地睡着了。一小时后醒来，小林感到头部开始隐隐作痛，随着时间的推移，头痛愈演愈烈，仿佛有无数根细小的针在不停地刺着头皮。头痛让小林感到异常烦躁，他无法再专注于任何事情，连平时最爱的电视剧也失去了吸引力。小林尝试了各种方法来缓解头痛，从平卧休息到服用止痛药，但效果都不尽如人意。

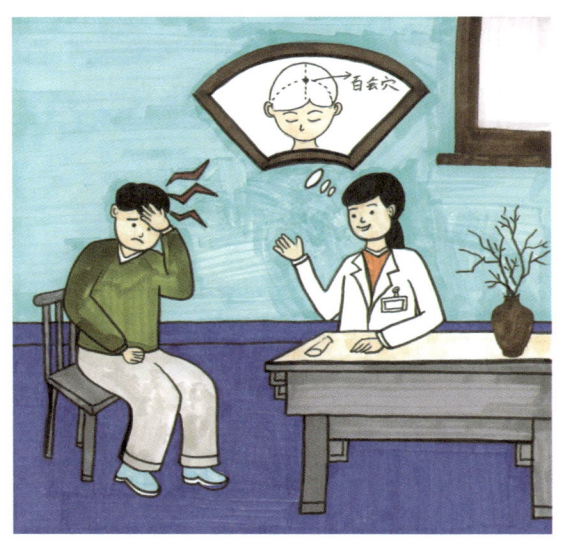

小林突然意识到可能是长时间吹空调导致的，第二天，小林减少了使用空调的时间，并且调整了空调的温度，避免室内外温差过大。同时，他还加强了室内通风，让新鲜的空气流通进来。此外，他还学习了一些中医的穴位按摩方法，每天定时按摩头部和颈部的穴位，以促进血液循环。经过几天的努力，小林的头痛终于得到了明显的缓解。这次经历让他深刻认识到，现代生活的便利虽然重要，但健康才是第一位的。

❓ 吹空调就会头痛吗？头痛的常见原因是什么呢？

头痛是一种常见的症状，其病因多种多样，但以受凉和颈肩疲劳为主的情况尤为常见。

长时间低温环境或冷空气刺激会使头部的血管收缩，导致血液循环不畅，进而引发头痛。在夏季，人们常常贪凉，长时间吹空调或风扇，使得头部受凉，成为头痛的一个重要诱因。此外，很多人长时间保持不良姿势，如低头看手机、电脑，或者长时间伏案工作，容易导致颈肩部肌肉紧张、僵硬，进而影响到头部的血液循环和神经传导，引发头痛。此外，颈肩部的慢性劳损也可能导致颈椎病变，进一步加重头痛症状。

❓ 生活中我们如何预防头痛发作？

如果是由于受凉引起的头痛，我们首先要注意保持温暖，避免长时间处于低温环境，尤其不要让头部直接吹冷风。对于需要长时间伏案的职业者或学生，可能会因不良姿势导致头痛发作，因此，日常应当避免长时间低头或长期保持同一姿势。

❓ 生活中偶然发作头痛，有没有什么缓解方法？

对于头痛患者来说，按摩百会穴是一种简单而有效的缓解方法。百会穴是人体的重要穴位之一，具有醒脑开窍、安神定志、升阳举陷的作用。按摩时可以取坐姿或站姿，用指尖轻轻按压头顶正中央，找到两耳尖连线的中点处，即为百会穴。我们可以用双手的拇指或中指指腹轻轻按压百会穴，力度适中，以感到局部有酸胀感为宜。按压时，可以顺时针或逆时针方向轻轻旋转指腹，以增加按摩效果。通过按摩百会穴，可以刺激头部的血液循环和神经传导，缓解头痛症状。同时，它还有助于改善睡眠质量、缓解精神压力等。

> **Tips**
>
> （1）头痛的发作重在预防，平时应当保持良好的生活习惯。头痛发作时，可以通过穴位按摩来缓解，但应当避免用力过猛导致不适。如有严重头痛、持续性头痛或伴随其他症状，应及时就医，排查高血压、颅内病变等疾病。
>
> （2）进行适量的有氧运动，如散步、慢跑、瑜伽等，可以促进血液循环，舒缓精神压力，预防头痛发生。饮食中也应当注意避免过多摄入咖啡因、酒精等刺激性物质。

（叶健飞）

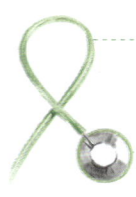

37 颈痛颈难舒　调整好坐姿

关键词：颈椎病　中药坐浴　针灸按摩　坐姿　功法锻炼

📖 小故事

董先生是位年轻的IT男，平日工作以电脑为伴，长期久坐、伏案工作，工作三年后，出现颈肩疼痛，容易发作落枕，发作时还伴有头晕、头胀、上肢麻木不适等，甚至夜间疼痛，影响睡眠，导致容易忘事，这严重影响了他的工作。董先生来到医院，在医生指导下接受了中医综合治疗的方法。医生给董先生制定了颈肩部筋脉推拿、项八针针刺、中药外敷、颈部艾灸等治疗方法，治疗后董先生感觉明显好转，医生还嘱咐他要改善平日工作习惯，纠正坐姿，同时指导他进行颈肩部功法锻炼，以达到标本兼治、增强疗效、减少颈椎病复发的目的。

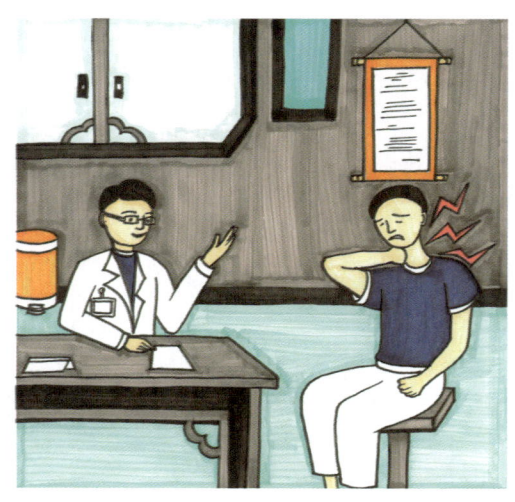

引起颈椎病的因素有很多，积累性劳损、颈椎退行性改变、椎间盘改变等，祖国医学认为受凉受累、感受风寒、外邪侵袭是主要原因。中医的特色治疗方法也很多；结合中医特色治疗，合理的功法锻炼、科学用枕、正确坐姿可以有效治疗、预防颈椎病的发生。

对于颈椎病，中医特色治疗有哪些？

（1）推拿：又称按摩疗法。术者运用各种手法于患者颈肩部位或颈肩部穴位上治疗，以达到扶正祛邪、散寒止痛、疏通经络、滑利关节、理筋正骨的目的；还有保健强身、预防颈椎病的效果。

（2）针刺：针刺是中医最常用的治疗颈椎病的方法。运用不同的针灸手法在颈肩部刺激穴位，以疏通颈部经络腧穴，调整脏腑气血，达到治疗颈椎病的目的。

（3）功法锻炼：功法锻炼具有活络气血，伸筋通脉，拉伸颈肩部肌肉，增强肌力的作用。常推荐的功法有五禽戏、八段锦等。

（4）合理用枕：枕头合理应用也可以有效减少颈椎病的复发。推荐枕头仰睡同平拳高度，侧睡同拳高度；枕长超过肩宽15厘米。

（5）科学坐姿：含胸拔背，头微收。胸背挺拔正，头部不要过度屈、伸；常使用电脑的，电脑屏幕放在身体正前，位置在视线下方5～10度；很重要一点就是不要连续使用时间过长，建议一次持续使用时间＜1小时。

Tips

（1）避免久坐久站，换言之可以坐久了站站动动，站久了坐坐躺躺。

（2）防寒保暖，后颈肩部是容易受风寒之邪的部位，做好保暖，气血通畅，经脉活络，病邪难侵。

（3）保障睡眠，合理颈部锻炼。要有充足休息时间，保证颈部肌肉功能恢复，保证整体机能健康。经常做推荐的功法，也是预防保健的重要方法。

(4) 合理饮食，饮食多样化，荤素搭配，少饮酒，增加牛奶、蛋类、谷物类、优质蛋白的摄入量。

(5) 保健预防是关键，如仍有不适，需及时就医。

（王　林）

38 小儿咳嗽病　及时治疗好

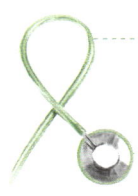

关键词：咳嗽咳痰　小儿

📖 小故事

在中医门诊，一位年轻的母亲带着她咳嗽咳痰不断的孩子前来就诊。孩子小脸涨得通红，时不时地剧烈咳嗽，母亲的脸上满是担忧。崔医生仔细地观察着孩子的面色、舌苔，又轻轻搭上孩子的手腕把脉。"这孩子咳嗽咳痰多久了？"母亲焦急地回答："都快一个星期了，开始以为只是小感冒，没太在意，可这几天越来越严重了。"

崔医生点点头说："小儿脏腑娇嫩，形气未充，肺为娇脏，最易受邪。这咳嗽咳痰要是不及时治疗，很容易加重。"她判断孩子是外感风寒，入里化热，

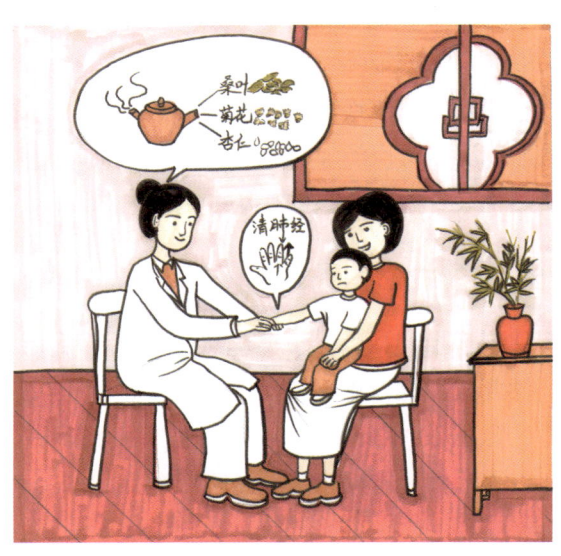

导致肺失清肃。崔医生开始开方子，选用了桑叶、菊花来疏散风热，杏仁降肺气止咳，桔梗宣肺祛痰，再加上黄芩清热泻火，浙贝母化痰止咳。同时，崔医生还教给母亲一些简单的推拿方法。她说："您可以每天给孩子清肺经，就是从无名指的指根推向指尖，每次推200下左右，再配合其他穴位，对止咳化痰很有帮助。"母亲认真地听着，记住了要点。她按照崔医生的嘱咐，回去给孩子煎药服用，并且每天坚持做推拿，没过几天，孩子的咳嗽咳痰症状就明显减轻了。母亲再次来到门诊，感激地对崔医生说："真多亏了您啊，中医治疗小儿病还真是有办法。"

❓ 中医认为小儿咳嗽咳痰的常见病因有哪些？

中医认为小儿咳嗽咳痰常见病因如下：

（1）外感风邪：小儿肌肤薄弱，卫外不固，风邪最易侵袭肺卫，使肺气失宣，导致咳嗽咳痰。

（2）饮食不当：小儿脾胃娇弱，如果饮食不好，容易损伤脾胃，脾失健运，水湿内停，聚湿生痰，上贮于肺，肺气失司而引发咳嗽咳痰。小儿肺脏娇嫩，气阴不足，肺的宣发肃降功能失常，容易导致咳嗽咳痰反复不愈。

❓ 有哪些常见的中医药治疗小儿咳嗽咳痰的方法？

中药内服用于风寒咳嗽常用方剂为杏苏散加减，药物组成有杏仁、苏叶、前胡、桔梗、半夏等，以疏风散寒、宣肺止咳；用于风热咳嗽桑菊饮加减较为常用，其中桑叶、菊花、薄荷、连翘、杏仁等药物，可疏风清热、宣肺止咳化痰；用于痰热咳嗽常用清金化痰汤加减，有黄芩、栀子、知母、桑白皮、瓜蒌仁等药物，起到清热化痰、肃肺止咳的作用。

❓ 如何用推拿手法缓解咳嗽？

在无名指掌面从指根推向指尖，可清肺热、止咳化痰；揉膻中：膻中位于两乳头连线中点，揉此穴位能宽胸理气、止咳化痰；运内八卦：以手掌中心为圆心，从圆心至中指根横纹约2/3处为半径做圆，用拇指顺时针方向做环形推动，可理气化痰、行滞消食，有助于缓解咳嗽咳痰症状。

38 小儿咳嗽病 及时治疗好

Tips

（1）忌生冷油腻之品：生冷食物，如冷饮、生鱼片等，易损伤脾胃阳气，导致脾胃运化功能失常，使痰液滋生，加重咳嗽咳痰症状。油腻食物，如油炸食品、肥肉等，不易消化，会加重脾胃负担。

（2）宜清淡易消化食物：可多吃一些具有润肺止咳作用的食物，如梨，梨有清热润肺、化痰止咳的功效，可以煮梨汤给小儿饮用；米粥也是较好的选择，米粥具有健脾和胃的作用，有助于增强脾胃功能。

（崔益雯）

第二篇　养生篇

39 发热需警惕　推拿来助力

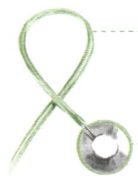

关键词：发热　推拿

📖 **小故事**

小明的妈妈最近很烦恼，小明总是反复发烧，吃了退烧药也不见好转。她听说中医小儿推拿的"清天河水手法"对治疗小儿发热有很好的效果，于是决定带小明去尝试一下。经过几次推拿治疗后，小明的体温逐渐稳定下来，精神也好了很多，小明妈妈在医生的指导下，也学会了一点小儿推拿退热的手法，以便在家也能及时进行手法退热操作。

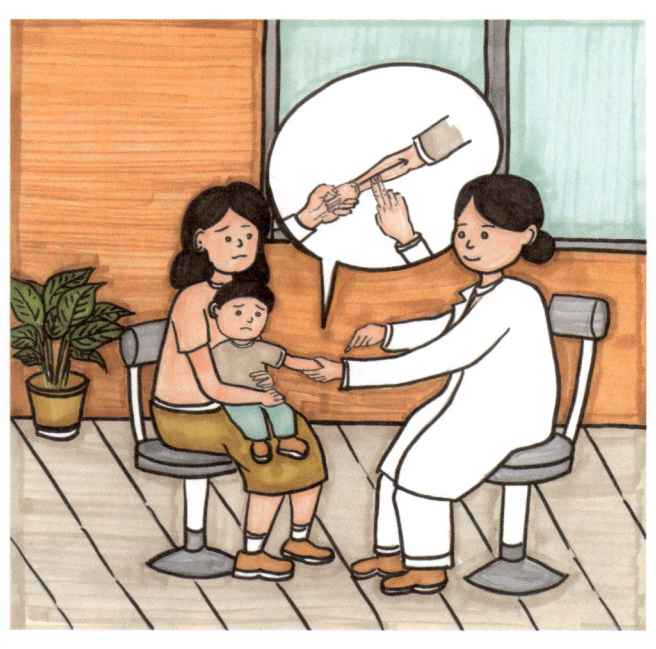

小儿发热是家长们常遇到的问题之一，而中医小儿推拿作为一种自然、无创的治疗方法，逐渐受到家长们的青睐。其中，"清天河水手法"是治疗小儿发热的常用手法之一。接下来，让我们一起了解"清天河水手法"的治疗原理和操作方法，帮助家长们更好地应对小儿发热问题。

"清天河水手法"的治疗原理是什么？

清天河水手法是中医小儿推拿中的一种特定手法，主要通过刺激小儿手部的特定穴位，以调和气血、疏通经络、清热解毒，从而达到治疗小儿发热的目的。该手法简单易学，操作方便，且对小儿身体无副作用，因此备受家长们的喜爱。

"清天河水手法"怎么操作？

准备工作：让小儿取坐位或仰卧位，暴露双手。家长用温水洗净双手，保持手部温暖，避免过冷或过热刺激小儿皮肤。

定位穴位：清天河水手法主要刺激小儿手掌的"天河水"穴位，该穴位位于手掌正中线，从掌根至中指指尖的连线上。

推拿手法：家长用一手托住小儿手掌，另一手食指和中指并拢，从掌根开始，沿正中线向上推至中指指尖。力度要适中，以小儿感到舒适为宜。推拿速度不宜过快，以免造成小儿不适。每次推拿可重复数次，每次约5～10分钟。

注意事项：在推拿过程中，家长要随时观察小儿的反应，如有不适或哭闹，应立即停止推拿。推拿结束后，让小儿休息片刻，避免剧烈运动。

"清天河水手法"有什么注意事项？

"清天河水手法"适用于小儿发热初起、体温不高的情况。对于高热、持续发热或伴有其他症状的小儿，建议及时就医，以免延误病情。此外，家长在运用"清天河水手法"时，需遵循专业医师的指导，确保操作正确、安全有效。

Tips

小儿发热的日常护理建议：

（1）保持室内空气流通，避免小儿长时间处于闷热环境中。

（2）注意小儿饮食卫生，避免进食生冷、油腻及刺激性食物。

（3）鼓励小儿多喝水，保持充足的水分摄入，有助于降低体温。

（4）定期为小儿测量体温，观察病情变化，如有异常及时就医。

（郭蕴萍　涂甜甜）

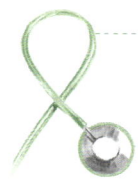

40 应对伤食泻　饮食有良方

关键词：脾胃不和　伤食泻　中医调理　饮食调整

📖 小故事

小明是一个活泼可爱的8岁小男孩，平日里对美食毫无抵抗力。周末，妈妈为了奖励他一周的努力学习，特地准备了一桌丰盛的晚餐，有他最爱的炸鸡、薯条，还有各种甜点。小明兴奋狂吃，肚子撑圆。然而，到了晚上，小明感觉肚子不适，频繁跑厕所，大便稀且酸臭。妈妈带他看医生，被诊断为"脾胃不和伤食泻"，因饮食过多过杂，超出脾胃消化能力。小明遵循了医生的建议，调整饮食习惯，并结合中医治疗，不久后症状明显改善，也恢复了往日的活力。

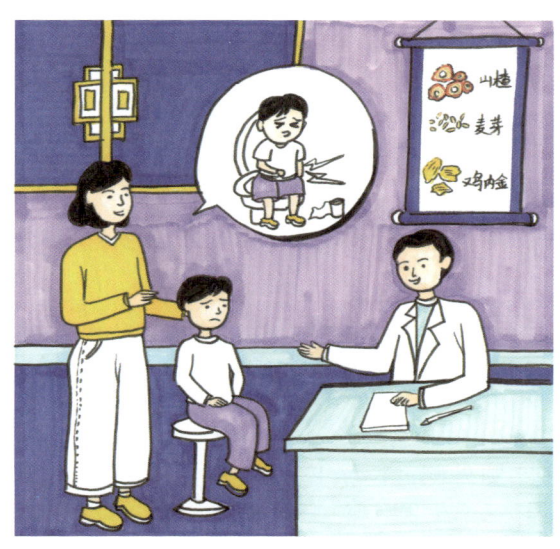

看到这里，大家可能已经意识到，饮食与脾胃健康之间存在着密切的关系。那么，什么是脾胃不和伤食泻呢？我们又该如何通过饮食调整来预防和缓解这一症状呢？接下来，我们就来一一探讨。

脾胃不和伤食泻是什么？

脾胃不和伤食泻是中医病证名称，指因脾胃功能失调，导致食物不能正常消化吸收，从而引起腹泻的一种病证。患者常表现为腹胀腹痛、食欲不振、恶心呕吐、大便次数增多且质稀如水或夹有不消化食物残渣、伴有酸臭味等。中医认为，脾胃为后天之本，主运化水谷精微，若脾胃功能受损，则水谷不化，清浊不分，形成泄泻。伤食泻则是指因暴饮暴食、饮食不节等原因导致的泄泻。

中医中药治疗伤食泻有哪些方法？

（1）中医中药调理

1）茯苓：具有健脾渗湿、止泻的功效，适用于脾虚湿盛引起的腹泻。

2）陈皮：理气健脾，燥湿化痰，能改善脾胃气滞，促进消化。

3）山楂：消食化积，特别适用于肉食积滞引起的伤食泻。

药膳方推荐茯苓陈皮粥：茯苓15克，陈皮5克，粳米100克，共煮成粥，每日食用1～2次，可健脾止泻。

（2）中医外治方法

1）推拿按摩

中脘穴：位于上腹部，前正中线上，脐上4寸处。按摩此穴有助于和胃健脾，缓解腹胀。

天枢穴：位于腹部，横平脐中，前正中线旁开2寸。按摩此穴可调节肠胃功能，止泻止痛。

操作方法：每次按摩每个穴位5～10分钟，每日1～2次，以穴位感到酸胀为宜。

2）艾灸

足三里：位于小腿外侧，犊鼻下3寸，胫骨前嵴外1横指处。艾灸此穴可健脾和胃，增强消化能力。

操作方法：每次艾灸15～20分钟，每日1次，注意避免烫伤。

（3）日常饮食调整

1）定时定量：保持规律的饮食习惯，避免过饥过饱，定时定量进食。

2）清淡易消化：多食用易消化的食物，如粥类、面条、蒸蛋等，减少油腻、辛辣食物的摄入。

3）细嚼慢咽：进食时应细嚼慢咽，以减轻脾胃负担，促进食物消化吸收。

4）健脾食物：多吃具有健脾作用的食物，如山药、莲子、薏苡仁等。

（4）生活习惯调整

1）适量运动：适当的运动有助于促进脾胃功能，增强身体免疫力。

2）情绪调节：保持心情愉悦，避免情绪波动过大，以免影响脾胃健康。

Tips

　　脾胃不和伤食泻是一种常见的消化系统疾病，给患者带来诸多不便。通过中医的中药调理、外治方法及日常饮食调整，可以有效改善脾胃功能，缓解腹泻症状。患者应注意饮食规律、清淡易消化，避免辛辣油腻食物的刺激，同时，结合中医的推拿按摩、艾灸等外治方法，以及保持适量的运动和良好的情绪状态，综合调理脾胃健康。

（杨　坤）

41 便秘不再扰 诀窍要知晓

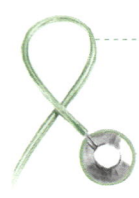

关键词：便秘 中医调理 饮食调整 蔬果摄入

📖 **小故事**

张叔叔是一位退休教师，平日里喜欢读书写字，生活作息也十分规律。然而，最近他却被便秘所扰。尝试多种方法后无果，张叔叔不禁开始担心，自己的肠道健康是否出了问题。

在邻居李阿姨的建议下，张叔叔开始关注自己的饮食习惯。他发现自己平时虽然注重营养搭配，但蔬菜和水果的摄入量却明显不足。于是，他尝试着在饮食中增加蔬果的比例，没过多久，困扰他的便秘问题竟然得到了明显的改善。张叔叔这才意识到，原来便秘的根源在于自己的饮食习惯，而多吃蔬果正是解决这一问题的关键。

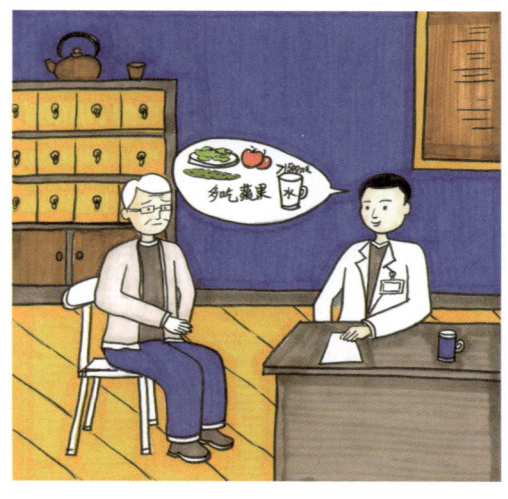

看到这,或许大家也已经意识到了饮食与便秘之间的紧密联系。那么,关于便秘,我们到底应该了解些什么呢?又该如何通过饮食来调理和预防便秘呢?接下来,就让我们一起探讨这个话题。

便秘是什么?

便秘是指排便次数减少,粪便干硬难以排出,或排便不畅、有不尽感的症状。长期便秘不仅影响生活质量,还可能诱发痔疮、肛裂等肛肠疾病,甚至增加肠道疾病的风险。中医理论认为,便秘与大肠传导功能失常有关,多因饮食不节、情志失调、劳倦过度等因素所致。

中医药治疗便秘有哪些方法?

(1) 中医中药调理

1) 火麻仁:具有润肠通便的功效,适用于肠燥便秘。

2) 决明子:清热明目,润肠通便,适合热秘患者。

3) 蜂蜜:补中润燥,滑肠通便,可直接服用或与其他中药配伍使用。

药膳方推荐火麻仁决明子茶:火麻仁10克,决明子5克,泡茶饮用,每日1~2次,可润肠通便。

(2) 中医外治方法

1) 推拿按摩

支沟穴:位于前臂背侧,腕背横纹上3寸,尺骨与桡骨之间。按摩此穴有助于疏通大肠经气,促进肠道蠕动。

天枢穴:同上文所述,位于腹部,横平脐中,前正中线旁开2寸。按摩此穴可调节肠胃功能,促进排便。

操作方法:每次按摩每个穴位5~10分钟,每日1~2次,以穴位感到酸胀为宜。

2) 拔罐与刮痧:在背部的大肠俞、小肠俞等穴位进行拔罐或刮痧,有助于疏通经络,促进气血循环,从而改善便秘。但需注意操作规范,避免皮肤破损。

(3) 日常饮食调整

多吃蔬果:蔬菜和水果富含膳食纤维和水分,能够增加粪便体积,软化粪便，促进肠道蠕动。建议每日摄入500克以上的蔬菜和200～350克的水果。

增加粗粮摄入：粗粮如燕麦、糙米、玉米等也富含膳食纤维，有助于改善便秘。

多喝水：保持充足的水分摄入，有助于软化粪便，促进排便。

(4) 生活习惯调整

定时排便：培养定时排便的习惯，有助于形成规律的排便反射。

适量运动：适当的运动可以促进肠道蠕动，改善便秘。建议每天进行至少30分钟的中等强度运动。

情绪调节：保持心情愉悦，避免过度紧张和压力，以免影响肠道功能。

Tips

便秘是日常生活中常见的消化问题，通过中医的中药调理、外治方法及日常饮食调整，可以有效缓解便秘症状。患者应注意增加蔬果和粗粮的摄入量，保持充足的水分摄入，培养定时排便的习惯，并结合适量的运动和良好的情绪状态进行综合调理。让我们从日常做起，关爱肠道健康，享受美好生活！

（杨　坤）

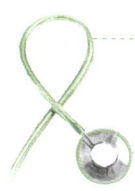

42 生长发育迟 均衡营养妙

关键词：发育迟缓　均衡饮食

📖 小故事

诊室里接待了一位名叫阳阳的小朋友。阳阳看起来比同龄人瘦小很多，面色有些发黄，眼睛也没有那种孩子该有的灵动光彩。崔医生看着病历上阳阳的年龄，六岁的孩子，可身高和体重却远远低于正常标准。阳阳妈妈无奈地叹了口气说："医生啊，这孩子就是特别挑食。他不喜欢吃蔬菜，肉类也吃得很少，就爱吃一些零食和甜的东西。现在孩子长得这么慢，可把我急坏了。"

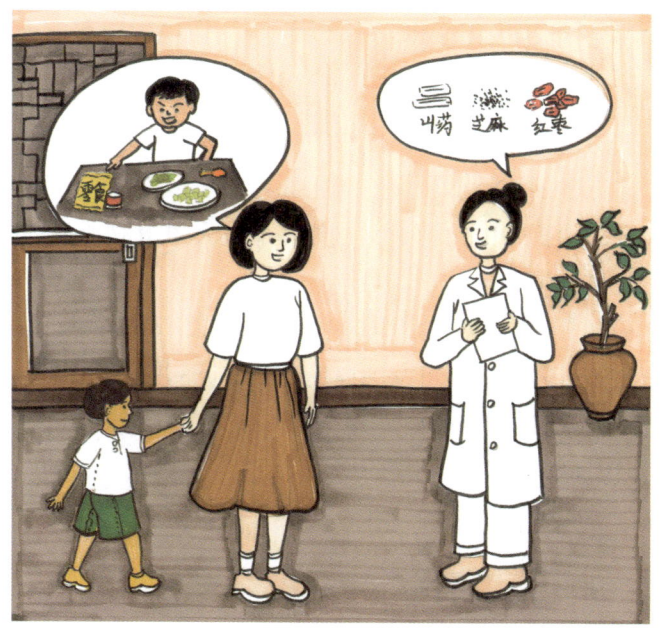

这是典型的营养不良导致的生长迟缓。崔医生摸了摸他的脉象，对阳阳的妈妈说："孩子这是脾胃虚弱，气血生化不足啊。咱们中医讲究药食同源，有很多'宝贝'能给孩子补身体呢。"阳阳的妈妈按照医生的话去做，每天精心准备包含山药、红枣、黑芝麻的食物给孩子吃。慢慢地，阳阳的胃口开始变好，不像以前那样吃一点就饱了。随着时间的推移，阳阳的脸色逐渐红润起来，也变得有活力了，不再总是病恹恹的。而且，他的身高也开始慢慢增长，和同龄人之间的差距逐渐缩小。

❓ 从中医角度来看，营养不良导致生长迟缓与哪些脏腑功能失调有关？

从中医角度，营养不良导致生长迟缓主要与脾胃和肾的功能失调有关。脾胃为后天之本，气血生化之源。若脾胃功能虚弱，就不能很好地消化和吸收食物中的营养成分，水谷精微无法正常运化，导致身体得不到充足的营养物质供应，从而出现生长迟缓的现象。例如，饮食不规律、暴饮暴食或者过食生冷油腻食物都可能损伤脾胃。肾为先天之本，主生长发育，如果肾精亏虚，会导致生长发育迟缓，即使脾胃运化正常，但缺乏先天肾精的滋养和推动，也难以保证身体的正常生长。

❓ 中医有哪些药食同源的食材可以改善营养不良、促进生长？它们的作用原理是什么？

山药：具有健脾益胃、滋肾益精的功效。其作用原理在于它富含多种对人体有益的营养成分，如淀粉酶、多酚氧化酶等物质，这些成分有助于脾胃消化吸收功能的提升，使食物中的营养能够更好地被人体摄取利用，从而改善营养不良状况，促进身体生长。

莲子：莲子能养心安神、益肾涩精、补脾止泻。莲子中含有丰富的蛋白质、碳水化合物等营养物质，可补脾以助运化，同时益肾补先天，通过对脾肾的滋养，有助于补充身体营养。

鸡内金：鸡内金具有健胃消食的作用。它能增强脾胃的运化功能，使摄入的食物得以充分消化，将其中的营养释放出来供身体吸收。

除药食同源食材外,中医如何通过调理来改善因营养不良而生长迟缓的状况?

推拿按摩:通过推拿特定穴位来调节脏腑功能。例如,补脾经(在拇指桡侧缘,自指尖至指根成一直线),操作时由指尖推向指根,可健运脾胃,增进食欲;摩腹,以手掌面附着在孩子腹部,以脐为中心顺时针环形摩动,可促进胃肠蠕动,增强脾胃消化功能,有助于营养物质的吸收。

艾灸:艾灸足三里穴。足三里是足阳明胃经的主要穴位之一,艾灸此穴位具有调理脾胃、补中益气、通经活络等功效,可以提高脾胃的运化能力,改善身体的营养状况,从而促进生长发育。

> **Tips**
>
> 如推拿手法掌握较差,可以就诊中医门诊,了解小儿中药及推拿的方法。

(崔益雯)

第二篇　养生篇

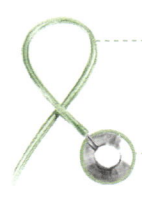

43　近视早预防　穴位莫要忘

关键词：中医　小儿推拿　近视　肝肾　眼保健操

📖 小故事

小华是个活泼可爱的孩子，可是最近一段时间，他发现自己看黑板上的字越来越模糊。小华的妈妈发现这一情况后非常担心，考虑到孩子还这么小就戴眼镜，可能会给他带来不便，便在朋友的推荐下去医院就诊，了解到中医小儿推拿中的调理肝肾手法对预防和改善小儿近视有一定的辅助作用，于是，在专业医生的指导下，小华妈妈学会了几个简单的推拿动作，并坚持每天给小华做推拿。几个月后，小华的视力有所恢复，而且他觉得眼睛比以前轻松了许多。

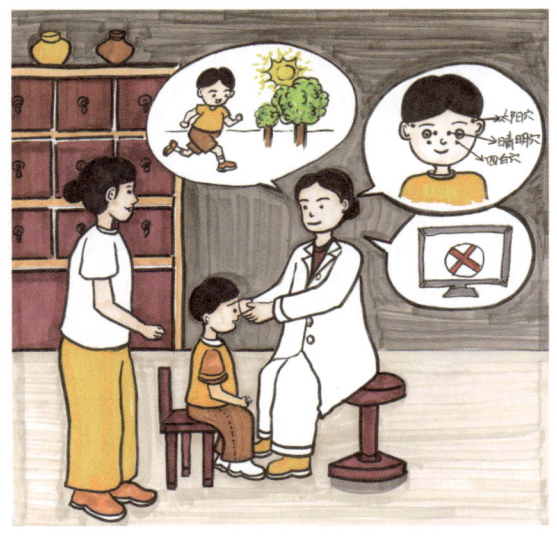

43 近视早预防 穴位莫要忘

近视是儿童常见的视力问题之一，随着学习压力增大和电子产品的普及，越来越多的孩子早早地加入了"眼镜族"。中医认为，肝藏血，开窍于目，肾藏精，上通于脑。因此，通过推拿手法调理肝肾，能够促进眼部血液循环，缓解视觉疲劳，进而起到保护视力的作用。下面我们就来了解一下如何通过中医小儿推拿来帮助孩子预防和改善近视。

调理肝肾预防近视的推拿原理是什么？

根据中医理论，肝主疏泄，与眼睛的关系尤为密切。长期的过度用眼会损耗肝脏的精血，进而影响到视力。肾主藏精，肾精是人体生长发育的重要源泉，肾精充足则脑髓充盈，视力也会更加清晰。因此，通过适当的推拿手法，可以调节肝肾功能，增强眼部血液循环，减少视觉疲劳，预防近视的发生和发展。

调理肝肾的推拿手法如何操作？

常用的穴位包括眼睛周围的睛明穴、太阳穴、四白穴，以及背部的肝俞、肾俞等穴位。

（1）眼睛周围的穴位

睛明穴：就在我们眼睛的内眼角附近，靠近鼻梁的地方，有一个小凹陷。

太阳穴：在额头两侧，大概是我们戴眼镜时镜腿压到的地方。

四白穴：在眼睛正下方，眼眶骨的边缘上。

（2）背部的穴位

肝俞：在背部的中间位置，稍微靠下一些，大概在肩膀和腰部之间的中点再往下一点。

肾俞：在肝俞的下面一点，还是在背部的中间位置。

推拿手法：家长用拇指或食指按压上述穴位，轻轻旋转按摩，每次每个穴位按摩3～5分钟。然后轻轻拍打背部脊柱两侧，从上到下，动作要轻柔，以促进气血运行。此外，还可以引导孩子做眼保健操，如眼球转动、远近注视等，以放松眼部肌肉。

调理肝肾的推拿手法有哪些注意事项？

此方法适合于早期发现的轻微近视或作为日常保健使用。如果孩子已经出现明显的视力下降，应该及时就医检查，必要时配镜矫正视力。同时，在进行任何推拿之前，最好咨询专业的中医师，确保手法正确，避免不当操作对孩子造成伤害。

Tips

（1）控制使用电子产品的时间，每用眼40分钟后至少休息5～10分钟。

（2）增加户外活动时间，自然光照有助于减缓近视的发展。

（3）营养均衡，多吃富含维生素A、维生素C、维生素E的食物，如胡萝卜、柑橘类水果等。

（4）定期进行视力检查，早发现早治疗。

（5）学习正确的阅读姿势，保持书本与眼睛之间适当的距离。

（6）避免在光线不足或过强的环境下看书或玩手机。

（郭蕴萍）

44 黄斑要调理 护肤勤保湿

关键词：黄褐斑 中药 保湿

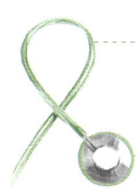 小故事

林芳曾是位知名的舞蹈老师，以其清秀的面容和优雅的舞姿深受大家喜爱。然而，一次长途旅行后，林芳的颧骨、额头和下巴上出现了一些棕褐色的斑块，这让她感到非常困扰。这些糟糕的斑块不仅影响了林芳的外表，也让她失去了自信。她开始不愿意参加社交活动，甚至在教学时也变得有些自卑。林芳的男朋友小刘也注意到了她的变化，决定帮助她找回曾经的光彩。

小刘是位中医大夫，他知道这是黄褐斑，在中医里被称为"面尘"，通常与肝肾不足、气血瘀滞有关。靠谱的他为林芳配制了一副茶饮方，包括白芷、

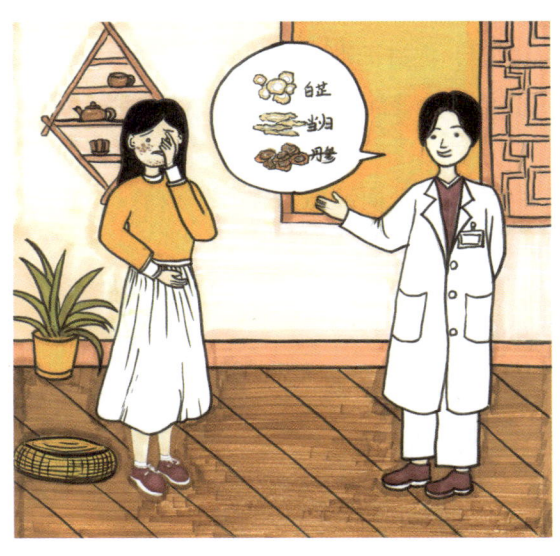

当归和丹参等药材。林芳开始每天按时泡茶喝，渐渐地，她感到自己的精神状态有所提升，面部的色斑也开始变淡。小刘还教会了林芳按摩四白穴和太阳穴，林芳每天睡前都会花上几分钟时间按摩。平日里，林芳也开始注重日常的防晒和保湿工作，每天都会涂抹防晒霜，无论晴天还是阴天，同时，她还使用富含保湿成分的护肤品，保持肌肤的水分。她还重新开始了舞蹈练习，通过舞蹈来释放内心的压力，提升自己的精神状态。几个月后，林芳的黄褐斑明显减轻了，她的面容恢复了往日的光彩，重新获得了自信，开始积极参加各种社交活动，她的舞蹈课也变得更加受欢迎。

❓ 黄褐斑是什么？

黄褐斑，又称为色素沉着，是皮肤上出现的一种棕色或灰褐色斑块，常见于面部，尤其是颧骨、额头和下巴等部位。中医理论认为，黄褐斑与肝肾不足、气血瘀滞有关。因此，通过中医的调理方法，可以有效改善黄褐斑。

❓ 中医对黄褐斑的治疗有哪些方法？

（1）中药调理

1）白芷：具有美白祛斑、活血化瘀的功效，适用于气血瘀滞引起的黄褐斑。

2）当归：补血活血，能够改善面部血液循环，减少色素沉着。

3）丹参：活血化瘀，促进面部皮肤的新陈代谢，有助于减轻色斑。

药膳方推荐白芷当归炖鸡汤：白芷、当归各10克，鸡肉适量，炖煮食用，每周12次。

（2）推拿按摩：可以促进面部血液循环，改善气血瘀滞，有助于减轻黄褐斑。

1）四白穴：位于瞳孔正下方，眶下孔凹陷处，按摩此穴有助于改善面部血液循环。

2）太阳穴：位于眉梢与目外眦之间向后约1寸的凹陷处，按摩此穴可以缓解头痛，促进面部气血流通。

操作方法：每次按摩5～10分钟，每日12次，以穴位感到酸胀为宜。

Tips

日常护理也是非常重要的：

（1）防晒：紫外线是黄褐斑加重的重要因素，因此，外出时一定要做好防晒措施，涂抹防晒霜，戴帽子和太阳镜。

（2）保湿：保持皮肤充足的水分，可以提高皮肤的自我修复能力，有助于减轻色斑。

（3）合理饮食：多吃富含维生素C和维生素E的食物，如柑橘类水果、坚果等，有助于抗氧化，减少色素沉着。

（刘　欢）

第二篇　养生篇

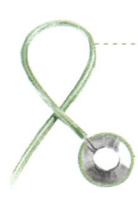

45　痛经莫烦恼　热敷按摩消

关键词：痛经　三阴交　关元

📖 **小故事**

　　小李是个上班族，每个月总有那么几天让她痛苦不堪。她的痛经时常发作，尤其在生理期的前两天，肚子绞痛到甚至无法专心工作。虽然也试过吃止痛药，但药效一过，疼痛就卷土重来。有一天，她的闺蜜推荐她试试中医的方法，比如热敷和按摩。小李抱着试一试的态度，开始每次经期前后都坚持热敷肚子，并配合穴位按摩。让她意外的是，几次之后，痛经的症状竟然缓解了不少，生活和工作也都回到了正轨。

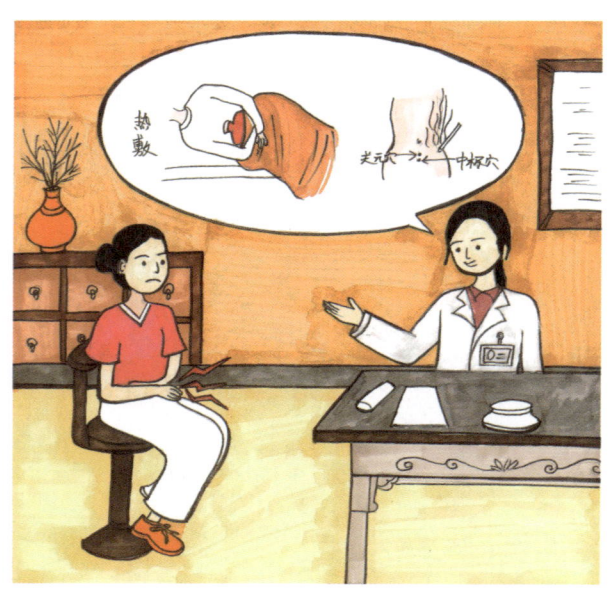

痛经的中医病因是什么？

从中医角度来看，痛经主要因经期受到致病因素的影响，导致冲任气血运行不畅，子宫经血受阻，以致"不通则痛"；或冲任子宫失于濡养致"不荣而痛"。痛经主要与气滞血瘀、寒湿凝滞或气血亏虚等因素有关。中医认为，经血的运行依赖气血的调和顺畅，当气滞血瘀时，血液运行不畅，淤积在子宫，导致疼痛。寒湿凝滞也可阻碍经血的顺利排出，形成痛经。相反，气血不足则会导致身体虚弱，无法正常推动经血，亦可产生痛经症状。

有哪些方法有助于缓解痛经？

（1）热敷：温暖子宫，促进气血循环。

在痛经期间，很多女性会感觉到腹部冰凉，寒冷会导致血液流动变慢，子宫收缩频繁，进而加剧疼痛，热敷是一种简单又有效的缓解痛经的方法。

热水袋或暖宝宝：使用温度适中的热水袋或者暖宝宝放置于小腹部。每次热敷约20～30分钟，有助于放松子宫肌肉，促进血液循环，缓解疼痛。

艾灸疗法：艾灸是中医常用的温补疗法，可选用关元、气海、三阴交等穴位进行艾灸，通过温热的艾灸刺激，驱寒温经，调和气血，效果显著。

姜片热敷：将几片生姜煮热后放入毛巾中，用热姜敷在小腹上，同样有温经散寒的作用。

（2）按摩穴位：舒缓痛经的自然疗法。

1）三阴交：位于小腿内侧，足踝上约3横指宽处。按摩此穴有助于调理肝、脾、肾三经的气血循环，缓解痛经。

按摩方法：用拇指轻按三阴交穴，保持按压1～2分钟，感到局部有酸胀感后，再用拇指缓慢揉动，持续5分钟，每天可按摩1～2次。

2）关元穴：位于脐下3寸的地方，是温补肾阳、益气固本的重要穴位。通过按摩关元穴，可以温暖子宫、调理气血，减轻痛经。

按摩方法：用手掌心轻轻揉按关元穴，顺时针方向揉5分钟，逆时针方向再揉5分钟，力度适中，以局部有温热感为宜。

3）气海穴：位于肚脐下1.5寸的位置，此穴有补气固经、调和气血的作用。按摩气海穴可以增强体内的气血运行，帮助缓解痛经带来的不适。

第二篇　养生篇

按摩方法：用两手交替按揉，顺时针、逆时针各按摩 3～5 分钟。

（3）饮食调理：平时应多食用温性食物，如红枣、桂圆、姜茶等。

> **Tips**
>
> （1）规律作息：保持良好的作息习惯，避免熬夜，适当锻炼身体，增强体质，有助于改善体内的气血运行，减少痛经的发生。
>
> （2）保持心情舒畅：中医认为，情志调和与气血调和密切相关。长期情绪紧张、压力大，也会导致气滞血瘀，诱发或加重痛经。因此，女性在日常生活中应注意放松心情，避免过度劳累和精神压力。

（王　迪）

46 情绪调节好　更年期不慌

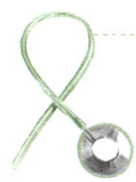

关键词：更年期　逍遥散　太冲穴

📖 小故事

王阿姨今年50岁，近半年来月经紊乱，渐渐出现了停经，王阿姨意识到是更年期到了，随之而来的是情绪也起伏不定，常常为了一些小事大发脾气，她的睡眠质量也越来越差，夜里总是辗转反侧，心烦意乱，有时还会突然感到一阵阵的燥热和出汗。她开始担心自己的健康状况。去医院检查后，医生告诉她这些是典型的更年期综合征表现。王阿姨恍然大悟，原来更年期的表现不仅仅是月经的变化。医生建议她多注意情绪调节，并给予了一些生活和饮食的建议。经过一段时间的调整，王阿姨的症状缓解了不少。

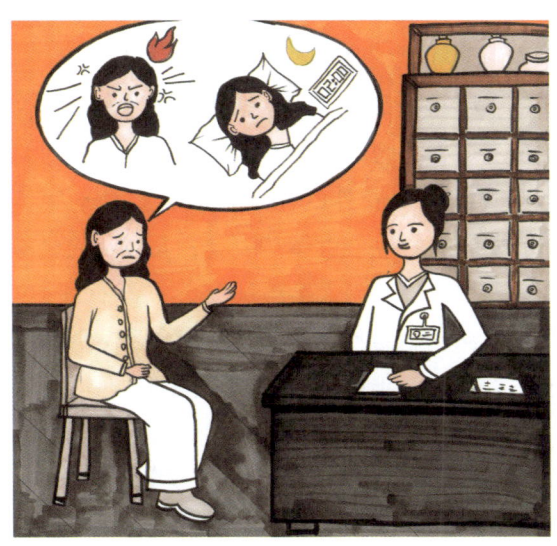

❓ 更年期综合征的中医病因是什么？

在中医看来，更年期综合征的发生与肾虚、阴阳失调、脏腑功能衰退密切相关。肾为"先天之本"，主藏精，肾精的亏虚直接影响女性的生殖系统功能，进而导致体内阴阳失调，引发一系列症状。此外，情志失调也会加重更年期的不适，肝郁气滞、心神不宁等情志因素常常是情绪波动的根源。

❓ 更年期的情绪波动表现有哪些？

- 焦虑、紧张：内分泌的变化可能让女性容易产生焦虑感，感觉心慌意乱，甚至无缘由地紧张。
- 情绪低落：很多女性在更年期时容易感到情绪低落、心情沉重，甚至有时会出现轻微的抑郁情绪。
- 易怒、暴躁：一些女性会变得情绪敏感，容易因为琐事发怒，脾气暴躁，难以控制自己的情绪。

❓ 情绪调节的中医方法有哪些？

（1）中药调理：调节气血，疏肝解郁

- 逍遥散：逍遥散是疏肝解郁的经典方剂，常用于肝郁气滞、心情烦闷、烦躁易怒等症状。其药物成分包括柴胡、当归、白芍、白术等，能够有效疏肝解郁、调理气血，改善更年期情绪波动。
- 甘麦大枣汤：适用于心神不宁、心悸失眠、情绪低落的更年期女性。此方由甘草、小麦、大枣组成，具有养心安神、缓解抑郁的作用。
- 龙骨牡蛎汤：具有镇静安神的作用，适合心神不宁、易焦虑紧张的女性。此方中的龙骨、牡蛎能够镇静安神，帮助稳定情绪。

（2）外治法

- 针灸疗法：通过针灸刺激特定的穴位，可以有效调理气血，平衡体内阴阳，安神定志，减轻更年期情绪波动。常用穴位包括：
  - 太冲穴：具有疏肝理气、缓解情绪紧张的作用。适合情绪易怒、郁闷的更年期女性。
  - 神门穴：调节情志、安神的常用穴位。按摩此穴能镇静安神，缓

46 情绪调节好 更年期不慌

解焦虑、心神不宁等情绪问题。

- 三阴交：能够疏通气血、平衡内分泌，帮助缓解情绪波动。

• 艾灸疗法：艾灸温补阳气、调和气血，适合更年期女性气虚、阳虚症状。常用穴位包括：

- 关元穴：位于肚脐下3寸处，艾灸此穴能够补气益肾，帮助调节情绪。
- 气海穴：位于肚脐下，可以提升气血运行，缓解焦虑紧张的情绪。

（3）推拿按摩：促进气血循环。

• 按揉太冲穴：用拇指按压太冲穴，每次按压3～5分钟，能够疏肝解郁，缓解情绪紧张。

• 揉按神门穴：轻揉神门穴，每次5分钟，能够帮助安神定志，减少焦虑感。

Tips

除了中医的内调外治，日常生活调理对情绪的平稳同样至关重要。

（1）规律运动：适量运动能够促进体内的血液循环，释放体内的压力。

（2）饮食调理：多吃含有丰富维生素和矿物质的食物，如坚果、全谷物、水果蔬菜，能够帮助调节内分泌，减轻更年期症状。

（3）培养兴趣爱好：保持积极的生活态度，参加自己喜欢的活动，如画画、种花等。

（4）与人交流：与家人、朋友保持良好的沟通，分享自己的感受和困扰，可以减轻孤独感和焦虑情绪，获得心理上的支持。

（王　迪）

第二篇　养生篇

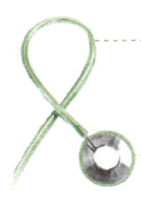

47 保湿抗衰早　食补不可少

关键词：衰老　皱纹　饮食　针灸　中药

📖 小故事

陈女士是位爱美的女士，最近照镜子时发现自己眼角出现了几条细纹，这让她有些焦虑。她开始购买各种昂贵的护肤品，希望能赶走皱纹。但用了好几个月后，效果并不显著。这时，皮肤科医生建议她，皱纹的形成是自然衰老的一部分，应该从保湿抗衰等日常护肤做起，并提醒她，抗衰老护理需要早做准备，而不是等到皱纹出现后才紧急处理。陈女士听从建议，调整了生活习惯，开始规律使用适合的护肤产品，皮肤状态慢慢得到了改善。

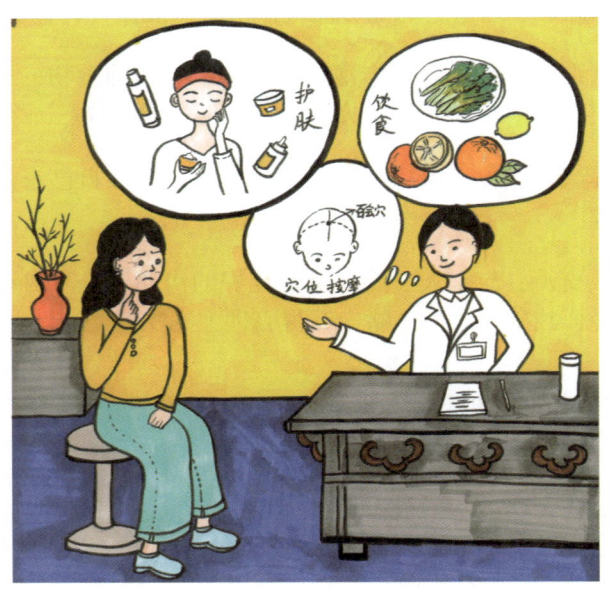

47 保湿抗衰早　食补不可少

随着年龄增长，衰老不可避免，而皱纹作为衰老的第一道"信号"，往往让许多人感到焦虑。其实，皱纹的出现是自然的生理现象，不必过于担心。通过科学的护肤与生活方式调理，我们可以有效减缓皮肤衰老，保持健康年轻的状态。

衰老与皱纹形成的原因是什么？

（1）自然衰老：随着年龄增长，人体内的胶原蛋白和弹性蛋白逐渐减少，皮肤支撑力下降，皮肤也变得更薄、更干燥。这一过程直接导致皮肤失去紧致和弹性，皱纹逐渐显现。女性在更年期后，激素水平的变化也会加速皮肤的老化，导致皱纹增加。

（2）外部因素：长期暴露在紫外线下是皮肤衰老的主要外因之一。紫外线损伤皮肤中的胶原蛋白和弹性纤维，加速了皮肤的老化过程，这被称为"光老化"。此外，生活中的压力、缺乏睡眠、不良饮食习惯以及空气污染等因素，也都会对皮肤健康产生不利影响，进而加剧皱纹的出现。

饮食中的保湿抗衰食材有哪些？

中医认为"食疗"是养颜护肤的自然方式。以下食材能够在日常饮食中帮助皮肤保持水分和弹性：

- 银耳：被誉为"植物胶原蛋白"，银耳具有润肤的作用，可以促进皮肤细胞再生，减少皱纹的生成。
- 枸杞：枸杞具有滋补肝肾、润肤养颜的功效，富含抗氧化物质，有助于对抗自由基，延缓衰老。
- 燕窝：燕窝中的唾液酸能够提高皮肤的保湿度，保持肌肤的弹性与光滑，是中医养颜食材之一。

抗衰老的中医调理方式有哪些？

中医认为，皮肤的衰老与脏腑功能的失调密切相关，尤其是肾气的亏虚和气血不足。因此，中医在抗衰老方面主张通过内外调理来保持身体的气血充盈，延缓衰老进程。

（1）中医外治美容，促进气血循环

针灸：是中医调理气血的常用方法之一，通过刺激特定的经络和穴位，能够促进面部的血液循环，改善皮肤的营养供给，延缓皱纹的产生。常用的穴位如足三里、合谷和面部的迎香穴，能够调理脏腑、提升肌肤活力。

穴位按摩与艾灸：可选择按揉或艾灸百会穴（两耳尖连线中点处）、关元穴（肚脐下约3寸处）、足三里（小腿外侧，犊鼻下3寸，胫骨前嵴外1横指处，犊鼻与解溪的连线上）、三阴交（内踝尖上约3寸），可起到补益气血、调养脏腑之效。

(2) 养颜草药调理

- 当归：当归能够活血化瘀，调节气血，是美容养颜的常用中药。
- 黄芪：黄芪有益气补虚的功效，可以增强皮肤的抵抗力，减少皱纹的产生。
- 灵芝：灵芝富含多糖类和三萜类化合物，具有抗氧化作用，有助于延缓皮肤的老化。
- 何首乌：何首乌有补肾养血、益精填髓的作用，能够延缓头发变白和脱发，还能增强肾气，延缓衰老进程。
- 人参：人参具有大补元气、益气养血的功效，是中医经典的抗衰老药物之一。它能够增强身体抵抗力，促进血液循环，提高身体的整体活力。

> **Tips**
>
> 预防衰老的生活习惯如下：
>
> (1) 避免过度日晒：紫外线是导致皮肤衰老的主要原因之一，因此防晒是抗衰老的重要一环。
>
> (2) 保持规律作息：晚上10点至凌晨2点是皮肤修复的黄金时间，保持规律的作息可以帮助皮肤自我修复，延缓衰老的速度。
>
> (3) 适度运动：运动有助于促进全身血液循环，增加皮肤细胞的供氧量，使肌肤看起来更为紧致有光泽。

（王　迪）

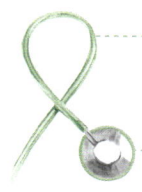

48 产后通乳愁　饮食加按摩

关键词： 产后通乳　合理饮食　按摩

📖 小故事

在中医门诊，一位新妈妈满脸愁容地前来就诊。她刚刚生产完不久，本该是充满喜悦地照顾新生儿的时候，却被乳汁不通的问题困扰着。新妈妈很无奈："大夫，孩子出生好几天了，可我的奶水就是下不来，孩子饿得直哭，我心里特别着急。"崔医生先为新妈妈把了脉，看了舌苔，发现新妈妈气血有些亏虚，脾胃运化功能也稍弱，"从中医的角度看，乳汁为气血所化。产后气血不足，再加上饮食可能没有完全调理好，就容易导致乳汁不通。"崔医生给新妈妈开了一个食疗的方子，还教她乳房按摩的方法。她说："您先用温热的毛

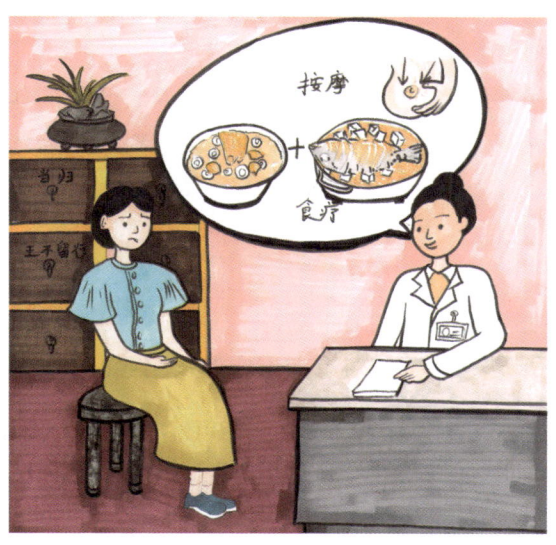

巾热敷乳房,然后从乳房的外侧向乳头方向轻轻按摩、推拿,会有一定的通乳作用。"新妈妈按照崔医生的建议,回家后认真地进行食疗和按摩。过了几天,她再次来到门诊,她高兴地对崔医生说:"医生,太感谢您了!现在我的奶水很充足,孩子吃得饱饱的,我也轻松多了。"

从中医理论来讲,哪些中药常用于产后通乳?它们的作用机制分别是什么?

(1)通草:可以通气下乳,它能通利经络,使乳汁通行。通草入胃经,可使胃气下行而乳汁得下,对于产后乳汁不下或乳少等情况有较好的疗效。

(2)王不留行:善于行血通经,下乳消肿。王不留行走而不守,行血通经的作用可促进气血运行,气血通畅则乳汁得以顺利分泌,是中医常用的通乳药。

(3)穿山甲:具有活血消癥,通经下乳,消肿排脓的功效。穿山甲能疏通经络,使气血畅通,且其性善走窜,能将药力带到乳房,促使乳汁分泌,不过由于穿山甲为国家保护动物,现多使用猪蹄甲等代用品。

有哪些中医药食疗方法有助于产后通乳?

花生炖猪蹄:花生具有养血通乳的功效,与猪蹄一起炖煮,猪蹄补气血、通乳汁,花生中的营养成分与猪蹄相互协同,能够增加乳汁的分泌量,适用于产后气血不足所致的乳汁缺少。

米酒蛋花汤:米酒性温,具有活血散瘀、温经通脉的作用,鸡蛋营养丰富,米酒能促进血液循环,有助于乳汁的生成,对于产后通乳有一定的辅助作用。

Tips

在进行产后乳房按摩通乳时有如下要点和注意事项:

(1)热敷先行:先用温热(约40~50℃)的毛巾热敷乳房10~15分钟,以促进乳房血液循环,使乳腺管扩张,便于后续按摩。

（2）按摩顺序：一般从乳房的外侧缘开始，沿着乳腺管的方向向乳头方向进行按摩、推拿。可以用指腹轻轻按揉乳房，也可采用梳篦法，像梳子梳理头发一样，从乳房四周向乳头梳理。

（3）刺激穴位：按摩过程中可重点刺激乳根、膻中等穴位。乳根穴位于乳房根部，刺激该穴位有助于乳汁分泌；膻中穴位于两乳头连线中点，按揉此穴可宽胸理气，调节乳汁运行。

（崔益雯）

第二篇　养生篇

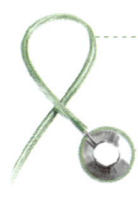

49 舌诊辨健康　舌苔细端详

关键词：中医　望诊　舌诊　健康　辨证施治

📖 **小故事**

  小红最近总是感觉身体不适，虽然没有什么严重的病证，但是总是觉得浑身乏力，胃口也不好。她的奶奶是一位有着多年经验的老中医，她告诉小红，通过观察舌头的状态可以大致判断一个人的身体状况。于是，奶奶让小红张开口，伸出舌头。通过细致的观察，奶奶发现小红的舌质淡白，舌苔薄白且有些水滑，这表明小红可能脾虚湿盛。根据这个诊断结果，奶奶给小红开了几剂温和的中药，并且教给她一些日常生活中需要注意的事项。经过一段时间的调理，小红的身体逐渐恢复了正常。

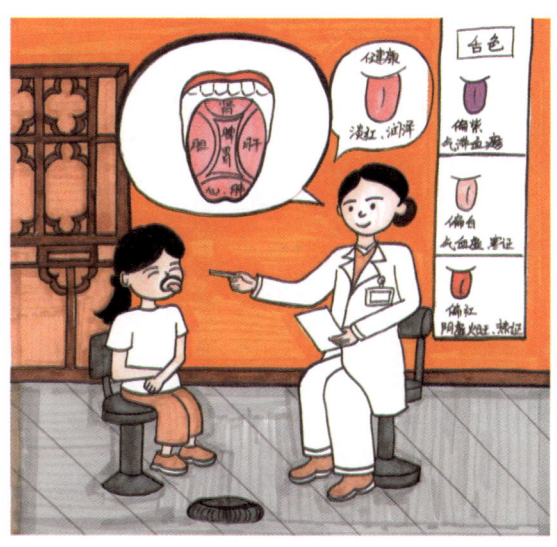

中医的望诊是一门古老的学问，它通过对人体外部特征的观察来推测内部脏腑的功能状态。其中，舌诊作为望诊的重要组成部分，以其直观性和简便性得到了广泛的应用。舌头不仅是人体重要的消化器官，更是反映身体健康状况的一面镜子。下面，我们将详细探讨舌诊的基本知识及其在日常健康监测中的应用。

舌诊的基本原理是什么？

中医认为，舌头与人体各个脏器有着直接或间接的联系，不同的部位对应着不同的脏腑。例如，舌尖通常与心肺相关联，舌中与脾胃有关，舌根则与肾相联系。此外，舌质的颜色、舌苔的厚薄、干燥程度以及是否有裂纹等，都可以反映出身体内部的寒热、湿燥、气血盛衰等情况。因此，通过观察舌头的变化，医生可以判断出患者的体质特点、疾病性质以及病情的轻重。

如何进行舌诊？

（1）准备工作：在进行舌诊前，患者应保持口腔清洁，避免食用带有颜色的食物或饮料，以免影响观察结果。

（2）观察要点

舌质：正常的舌质应该是淡红色，过于鲜红可能表示体内有热，而颜色偏暗或紫则提示可能存在瘀血。

舌苔：健康的舌苔应该是薄白的，如果出现黄腻、灰黑等情况，则说明体内可能存在湿热或其他病理性改变。

形态：舌头是否肿胀、萎缩、裂纹、齿痕等，这些都可能是不同病理状态的表现。

动态：观察舌头伸缩的灵活度以及是否有震颤等现象。

舌诊有哪些注意事项？

舌诊是一项专业性强的技术，需要在具有丰富经验的中医师指导下进行。此外，在实际应用中还应注意以下两点：

对于某些特殊情况下的患者，如服用某些药物后、刚吃过东西或喝过热水等，其舌象可能会受到影响，此时的观察结果仅供参考。

患者自身应养成良好的生活习惯,定期自我观察,一旦发现异常应及时就诊。

> **Tips**
>
> 日常生活中的舌诊应用建议:
>
> (1) 定期自查:养成每日观察舌头的习惯,记录下任何细微的变化,这对于早期发现健康问题非常有帮助。
>
> (2) 合理膳食:根据自己的舌象调整饮食结构,比如舌红少津者宜多食清凉滋润之品;舌淡苔白者则应注意温补。
>
> (3) 适量运动:适度的体育锻炼可以促进气血循环,改善舌象所反映出的亚健康状态。
>
> (4) 心理调节:情绪波动也会影响舌象,保持乐观积极的心态有利于维护身心健康。
>
> (5) 及时就医:当发现舌象持续异常或伴有其他不适症状时,应及时寻求专业医生的帮助。

(郭蕴萍)

50 艾灸通经脉　疼痛都消散

关键词：中医　艾灸　保健　疾病预防　家庭疗法

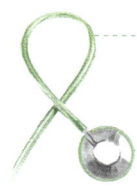

📖 小故事

　　李阿姨最近总感觉腰部酸痛，尤其是在天气变化的时候更为明显。起初她尝试了一些止痛膏和药物，但效果并不理想。后来听邻居说，艾灸对于缓解这类疼痛很有帮助。起初，李阿姨半信半疑，但在女儿的陪同下去了医院，经过几次艾灸治疗之后，李阿姨感觉到腰部的疼痛明显减轻了，整个人的精神状态也好了许多。为了方便在家里也能继续护理，医生教会了李阿姨一些基本的艾灸技巧，让她可以在家中自行操作。

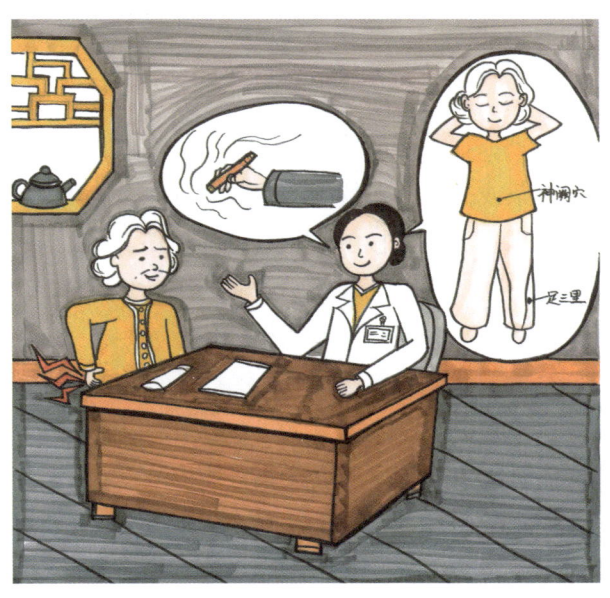

艾灸是中医传统的治疗方法之一，它通过燃烧艾草制品，对身体的特定穴位进行温热刺激，以达到保健和治疗疾病的目的。艾灸不仅在医院里被广泛应用，在家庭中也逐渐成为一种流行的自我保健手段。

❓ 艾灸的治疗原理是什么？

艾灸的原理源于中医理论中的"温补"思想。艾草含有丰富的挥发油成分，当点燃后产生的烟雾和热量可以渗透皮肤，将这种温热感通过皮肤传递到体内，刺激相应穴位，促进气血循环，加速新陈代谢，增强机体免疫力。此外，艾灸还有助于祛除体内的湿气和寒气，对于缓解关节疼痛、改善消化不良等症状都有一定的帮助。此外，艾灸还能提高机体免疫力，调整内分泌系统，对于多种慢性疾病和亚健康状态均有较好的辅助治疗作用。

❓ 艾灸是如何操作的？

（1）准备工作：首先，需要准备一些艾灸用品，如艾条、艾绒或是艾灸盒。选择一个安静、通风的房间作为操作场所，并确保周围没有易燃物品。

定位穴位：艾灸的穴位有很多，常用的如"神阙"（肚脐）、"足三里"（膝盖下方外侧）、"合谷"（手背虎口处）等。可以根据具体问题来选择相应的穴位。

（2）灸法步骤

艾条悬灸：这是最简单的方式之一。手持点燃的艾条，离皮肤大约2～3厘米的高度，慢慢移动，让艾条的热量均匀地覆盖在穴位上。

艾灸盒灸：将艾条或艾绒放入特制的艾灸盒内点燃，然后将盒子放在需要治疗的位置，这样可以避免直接接触皮肤造成的烫伤。

隔物灸：在穴位和艾条之间放置一层薄薄的生姜片、大蒜片等，这样既可增加治疗效果，又能防止直接灸导致的烫伤。

❓ 艾灸有什么注意事项？

安全第一：操作时防止艾灰掉落或艾条直接接触皮肤导致烫伤。

适度原则：艾灸时间不宜过长，一般10～20分钟为宜，避免过度刺激。

因人而异：对于孕妇、小孩、老年人或是患有高血压、心脏病等特殊疾病者，需咨询专业人士。

持续治疗：艾灸是一个渐进的过程，持之以恒非常重要。

正规选材：选择正规渠道购买艾灸用品，确保质量可靠。

> **Tips**
>
> 日常艾灸保健小贴士
>
> （1）选择合适时间：艾灸最好在白天进行，避免在睡觉前或空腹时使用。
>
> （2）注意饮食搭配：艾灸后应避免立即进食冰冷或油腻的食物，以免影响效果。
>
> （3）适当运动：艾灸后可以做一些轻柔的拉伸运动，促进气血循环。

（郭蕴萍）

第三篇

食疗篇

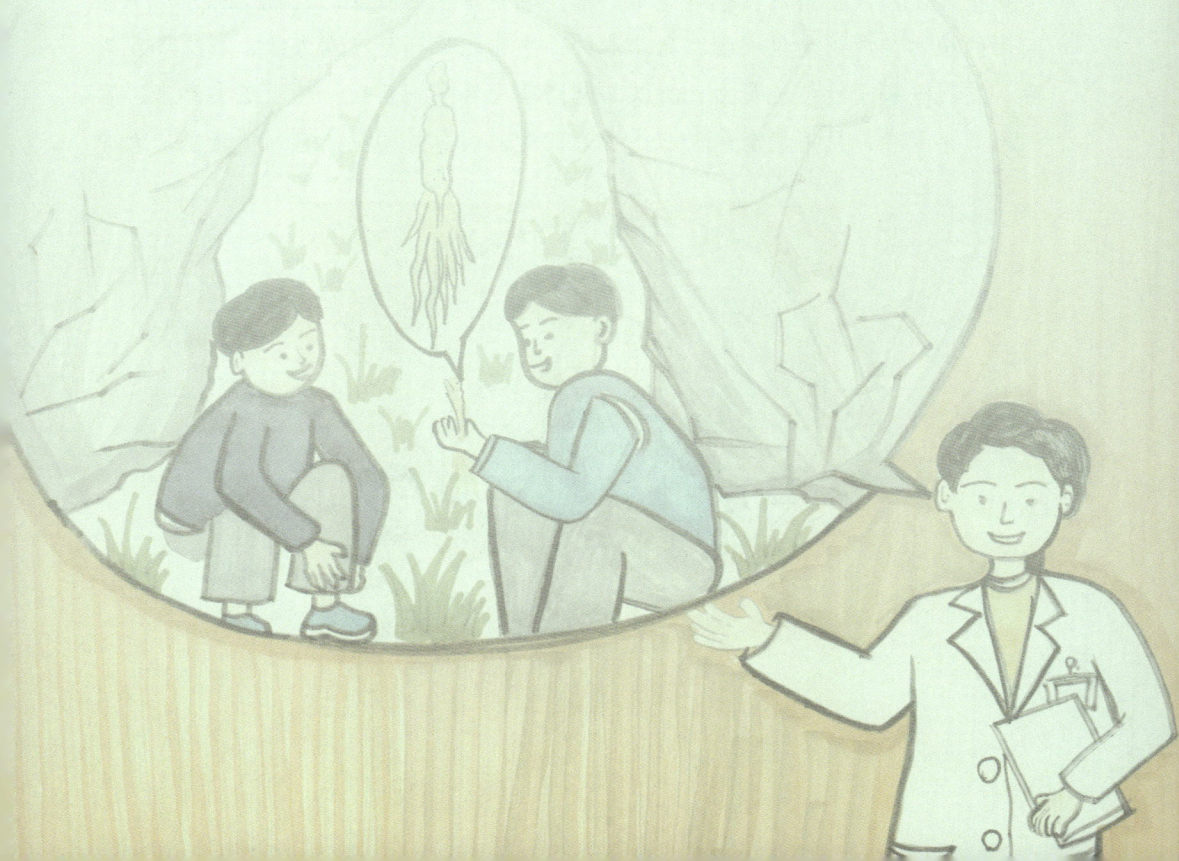

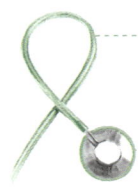

51 元气第一药 人参来帮忙

关键词：气血双补　人参

📖 小故事

很久以前，在东北有一个山村，住着大虎和二虎一对兄弟。深秋来了，他们进山打猎，第二天便遇到了恶劣的天气，雪花纷飞，狂风大作，两人被困于深山，迷了路也无法出山，当他们看见一个山洞，就赶紧躲到了山洞内。为了节约粮食，两人在山洞内挖草充饥。他们在挖草根的时候，发现一种外形很像人形的植物，放到嘴里一尝，甜津津的，吃完之后浑身充满力量，可吃了几天后，发现吃多了就会流鼻血；所以，他们每天只吃一点点。转眼冬去春来，直到第二年开春，兄弟俩满载而归。乡亲们对他们白胖的身体感到很奇怪，大虎

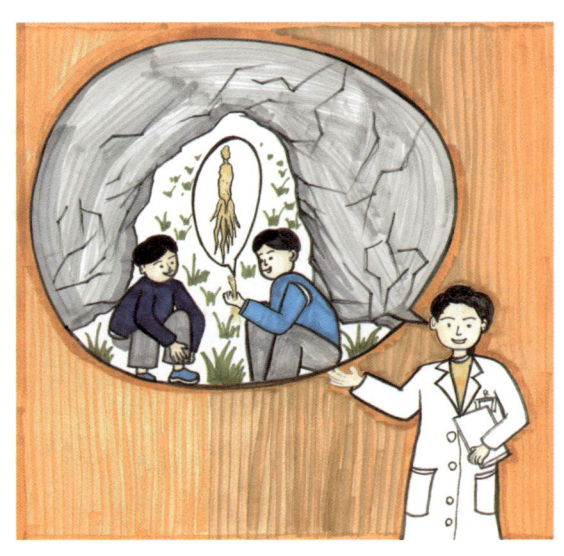

和二虎便将自己的经历告诉了村民，并将带回来的根展示给大家。有位长者便笑着说："既然兄弟俩得它相助才得以生还，它长得像人，就叫它'人生'吧！"后来，人们又将其改名为"人参"。

【产地来源】

本品为五加科植物人参的干燥根和根茎。栽培的俗称"园参"。侧根或须根称人参须。播种在山林野生状态下自然生长的称"林下山参"，习称"籽海"。

【本草语录】

《神农本草经》，主补五脏，安精神，止惊悸，除邪气，明目，开心益智。

【功效主治】

大补元气，复脉固脱，补脾益肺，生津止渴，安神益智。用于体虚欲脱，肢冷脉微，脾虚食少。肺虚喘咳，津伤口渴，内热消渴，气血亏虚，久病虚羸，惊悸失眠，阳痿宫冷。

【现代研究】

（1）保护心脑血管：人参的强心活性成分是人参皂苷，人参皂苷中 Re、Gg1、Rg、Ro 对多种原因引起的各种心律失常如早搏、心动过速、室颤动等有明显的保护作用；人参皂苷 Re、Rg1、Rb1、Rg 有扩张血管、调节血压作用，并对血压呈现双向调节，既可使高血压患者血压降低，又可使低血压或休克患者血压回升；人参能增加心肌收缩力，减慢心率，增加心输出量与冠脉血流量，可抗心肌缺血和心律失常；人参有明显的耐缺氧作用，其制剂可有效地对抗窦性心律失常。

（2）增强机体的免疫功能：人参多糖是人参中提纯的高分子酸性多糖，是一种免疫增强剂。经过动物实验和人体临床实验观察，证实能显著增强人体免疫力，有明显升高白细胞的作用，与放化疗同时应用，能够减小放疗的毒副作用，预防白细胞减少，使患者能够顺利地完成治疗。

（3）对中枢神经功能有双向调节作用：人参皂苷 Rg 类有兴奋作用，Rb 类有抑制作用，通过调节，使兴奋与抑制得到平衡。人参皂苷 Rb1 和 Rg1 有增强学习记忆的作用，能提高脑力劳动与体力劳动的能力，提高工作效率，并有抗疲劳的作用。

（4）改善代谢（降血脂和降血糖）：人参多糖和人参皂苷 Rb1、Rb2、Re、

Rg1 均有降血脂和降血糖作用。主要通过激活脂蛋白相关磷酸酶和脂质代谢，促进脂质代谢。经动物实验表明，人参二醇皂苷对肾上腺素和链脲菌素所致的大鼠血糖均有降低作用，人参对糖代谢有双向调节作用。

【鉴别要点】

以野生的质量最好，价格较贵。以枝大、条粗、质硬、完整无损、纹细、芦长、碗密、须根上珍珠点较多者为佳。特殊香气。

【用法用量】

3～9克，另煎兑入汤剂服；或研粉吞服，一次2克，一日2次。

【注意事项】

（1）不宜与藜芦、五灵脂同用。

（2）服用人参时，不可同时服用萝卜。

【保健药膳茶饮】

人参枸杞粥

功效：滋补肝肾，补血养颜。

食材：人参5克，枸杞10克，大米100克。

做法：将大米淘洗干净，锅中注入适量的清水，开始熬煮。等米粒开花后，将人参、枸杞放入，一起煮半个小时后，搅拌均匀，就可以食用。

适用人群：体虚欲脱、脾虚食少、津伤口渴、久病虚羸、惊悸失眠的患者。

Tips

（1）红参：性温，适合阳虚、体寒、易疲劳者，手脚冰凉、术后虚弱人群。

（2）生晒参：性平，适合气阴两虚者，如乏力、口干、易出汗。

（3）西洋参：性凉，适合阴虚火旺、熬夜、压力大者，可生津降火。

（顾晓玲）

52 补气属黄芪　升补亦治疮

关键词：补气　黄芪

小故事

相传古时有一位善良的老中医，名叫戴糁。他善于针灸治疗术，为人厚道，待人谦和，一生乐于救助他人，由于救一名坠崖儿童而丧命。老人形瘦，面色淡黄，人们称他为"黄耆"以示尊敬。老人去世后，人们为纪念他，便将老人墓旁生长的一种味甜，具有补中益气、止汗、利水消肿、除毒生肌作用的草药起名为"黄芪"，并用它救治了很多病人，在民间广为流传。又闻唐肃宗刚继位不久，太后突然昏迷，牙关紧闭，文武百官一筹莫展。肃宗十分焦急，忽然想起黄芪有益气之功，便对御医说：太后既然口噤不能服药，宜把黄芪煮

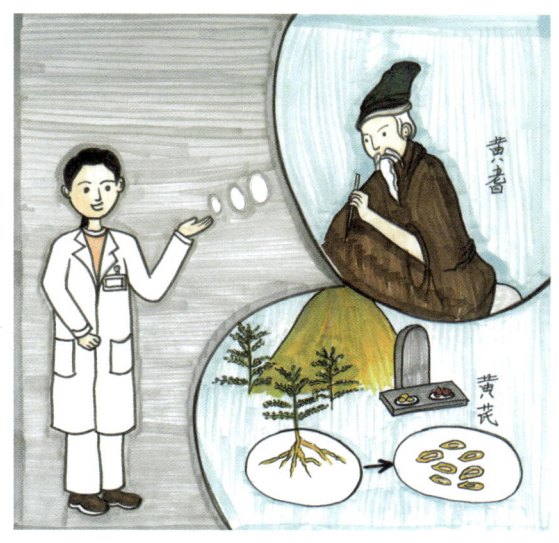

汤，用汤气治疗。御医赶忙用黄芪汤数斛，置于太后塌下，顿时满是药味弥漫，不多时，太后苏醒，病就慢慢好了。

【产地来源】

本品为豆科植物蒙古黄芪或膜荚黄芪的干燥根。春、秋两季采挖，除去须根和根头，晒干。

【本草语录】

《神农本草经》：味甘，微温。主治痈疽，久败疮排脓止痛，大风癞疾，五痔，鼠瘘，补虚，小儿百病。

【功效主治】

补气升阳，固表止汗，利水消肿，生津养血，行滞通痹，托毒排脓，敛疮生肌。用于气虚乏力，食少便溏，中气下陷，久泻脱肛，便血崩漏，表虚自汗，气虚水肿，内热消渴，血虚萎黄，半身不遂，痹痛麻木，痈疽难溃，久溃不敛。

【现代研究】

（1）保护心脑血管：中药黄芪对心力衰竭、冠心病合并心绞痛、心律失常、病态窦房结综合征及病毒性心肌炎等疾病均有良好的治疗作用；能够改善心脏血流动力学特点，有效降低患者的血液黏稠度，能够有效防止血栓的形成，保护心脏。黄芪具有良好的治疗脑中风疾病的效果，能保护神经血管，减少脑中风疾病对患者神经、认知能力、语言能力及各项基本能力的损伤，能够有效地加快脑部血流的速度，为脑组织提供足够的血流量，有效促进患者脑功能和神经功能的恢复。

（2）具有抗炎、抑制病毒和免疫调节作用：黄芪在治疗肺炎疾病和支气管哮喘疾病中效果显著；能够有效抑制病毒的复制和繁殖，具有明显的抗病毒作用；具有活血化瘀的作用，能够有效加快血流速度，改善血液循环；具有良好的调节免疫系统的功能，能够有效改善患者的免疫功能，增强患者自身的防御功能。

（3）在恶性肿瘤疾病中的应用：临床研究表明，黄芪注射液对鼻咽癌疾病的治疗具有显著的作用，能够有效辅助治疗药物控制肿瘤的扩散和浸润转移，增强患者的免疫功能，有效预防疾病的转移和复发。

（4）其他作用（如保肝护肝）：在补中益气汤方中重用黄芪，可以调整机体免疫功能，增强机体解毒功能。黄芪注射液能降低血清转氨酶，对轻度肝功能损害促进恢复作用最强。

【鉴别要点】

首先看外观：外皮发白内心发黄为佳；黄芪切片后断面可见金盏银盘菊花心，纹路清晰，韧性十足。其次尝味道，黄芪是可以生嚼吃的，质优黄芪味道甘甜。豆腥味气。

【用法用量】

煎服，9～30克。

【注意事项】

（1）孕妇及哺乳期、过敏体质慎用或避免使用。

（2）每日食用黄芪的剂量应根据个人情况及医嘱来确定，不宜过量。

【保健药膳茶饮】

黄芪红枣茶

功效：补气养血。

材料：黄芪9克，大枣5枚，冰糖适量。

做法：将黄芪、大枣装入烧水壶中，加入清水1.5升，烧开后饮用；后加温水2～3次，代茶饮，当日饮完。

适用人群：适用于脾胃虚弱、气短乏力者，能提高人体免疫力，增强抗病能力。

Tips

黄芪为补气药材，适合长期调理，但需根据体质调整用法。慢性病（如高血压、糖尿病）患者及儿童使用前应咨询中医师。出现皮疹、腹泻等过敏反应时立即停用。

（顾晓玲）

第三篇 食疗篇

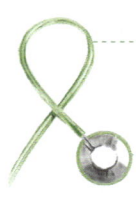

53 神仙食山药　专补脾肺肾

关键词：补气　山药

📖 小故事

古时候，有个小国家名叫野王国，常被一些大国欺负。一年冬天，一个大国派军队入侵，野王国的将士们虽然拼死奋战，但最终还是战败了。在敌人的追赶下，野王国的士兵们逃进了深山，恰巧下起了大雪，大国的军队觉得山中峰高沟深，易守难攻，便不再追赶。大雪纷飞，逃进深山的将士们饥寒交迫，许多人已经奄奄一息。绝望之际，一位士兵抱着几根树根样的东西跑来，说是在地里挖到的，有甜味，可以吃。将士们一听说有东西可以吃，便立刻和那位士兵一起去挖那种植物的根茎。大家饱餐后，感觉体力大增，伤兵的伤也痊愈

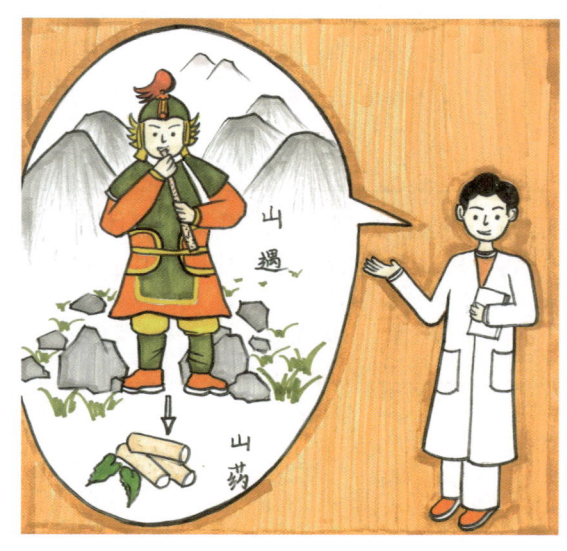

了，就连吃那种植物的藤和叶枝的马也变得无比强壮。此刻，野王国的将军一声令下，士兵们如猛虎一般冲出山林，夺回了失地，保住了国家。后来，将士们为纪念这种植物，给它取名"山遇"，意思是绝望时在山中遇到的东西。随着更多人食用这种植物，人们发现它具有治病健身的效果，遂将"山遇"改名为"山药"。

【产地来源】

本品为薯蓣科植物薯蓣的干燥根茎。冬季茎叶枯萎后采挖，切去根头，洗净，除去外皮和须根，干燥，习称"毛山药"；或除去外皮，趁鲜切厚片，干燥，称为"山药片"；也有选择肥大顺直的干燥山药，置清水中，浸至无干心，闷透，切齐两端，用木板搓成圆柱状，晒干，打光，习称"光山药"。

【本草语录】

《神农本草经》：味甘温，主伤中，补虚羸，除寒热邪气，补中，益气力，长肌肉，久服耳目聪明，轻身，不饥，延年。

【功效主治】

补脾养胃，生津益肺，补肾涩精。多用于脾虚食少，久泻不止，肺虚喘咳，肾虚遗精，带下，尿频，虚热消渴。

【现代研究】

（1）降血糖、降血脂作用：临床上通过给糖尿病患者注射胰岛素治疗的同时让患者摄食山药，结果表明，采用胰岛素与摄食山药联合较单独使用胰岛素的治疗效果要好，山药可能通过调节患者血液中胃肠激素和血管肠活性肽来发挥作用。

（2）抗氧化、抗衰老作用：山药中的多酚和黄酮具有很好的抗氧化作用。这些化合物可以清除体内的自由基，减缓氧化应激反应，进而延缓衰老、预防各种慢性疾病。

（3）抗肿瘤、调节免疫作用：山药中的皂苷和其他活性成分可以抑制肿瘤细胞的生长和扩散，减缓肿瘤病情的发展。有研究发现山药皂苷可以抑制肝癌细胞的增殖，诱导其凋亡。此外，还有多项研究证实了山药对抗肺癌、胃癌、乳腺癌等恶性肿瘤的有效性。

（4）其他：改善老年痴呆，如薯蓣丸。

【鉴别要点】

淮山药，指淮河流域即河南至江苏一带所产，现以怀庆府（温县、武陟、庆阳等县）所产质量最佳。以其质坚实，粉性足，色洁白而誉满中外。

淮山药与普通山药的区别：

（1）从外形分：淮山药为上细下粗，略长且圆的圆柱体，像棒槌。普通山药较粗。

（2）从表皮分：淮山药表皮含有其特有的暗红色色斑，普通山药则无。

（3）从质地分：淮山药质坚细腻体重。普通山药水分较多且易折断，皮薄易刷去，且去皮后摸起来有滑腻感，切面易氧化。

【用法用量】

煎服，15～30克。

【注意事项】

个别人群可能对山药中的某些成分过敏，表现为皮肤瘙痒、红斑、肿胀等过敏症状。

【保健药膳茶饮】

山药薏米粥

功效：健脾补气、祛湿止泻。

食材：鲜山药、大米各150克，薏苡仁60克，大枣20克。

做法：先将薏苡仁提前浸泡一晚，山药去皮切成小块，大枣洗净备用。将大米、薏苡仁淘净，下锅，加水煮，待米开花时，下山药、大枣，煮至汤稠香气出即可。

适用人群：脾胃气虚导致的消化不良、大便溏软、小便不利等症状的人群食用。

Tips

山药性平，可长期食用，但需根据体质调整搭配（如湿重者配薏米）。新鲜山药黏液接触皮肤过敏者，可用醋或火烤缓解瘙痒。

（顾晓玲）

54 生地与熟地　补血又滋阴

关键词：地黄　补阴

📖 **小故事**

很久以前，有一位姓赵的郎中，医术精湛却苦于找不到根治"虚劳血亏"的良药。一日，他梦见一位白发仙人手持乌黑药块，说道："该药本为仙家草，九蒸九晒通阴阳。若要救那苍生苦，须向烈火炼真章。"赵郎中醒来后，想起后山常见的地黄根茎，便采来试验。他按仙人提示，将地黄用黄酒浸润，以竹笼蒸透，再置于烈日下暴晒，如此反复九次。前八次蒸晒后，药材仍显褐色，药效平平；直到第九次完成时，地黄竟变得乌黑发亮，质地如膏，入口甘甜。此时，恰逢一位久病书生上门求医。书生面色苍白，咳血不止，脉象细弱如

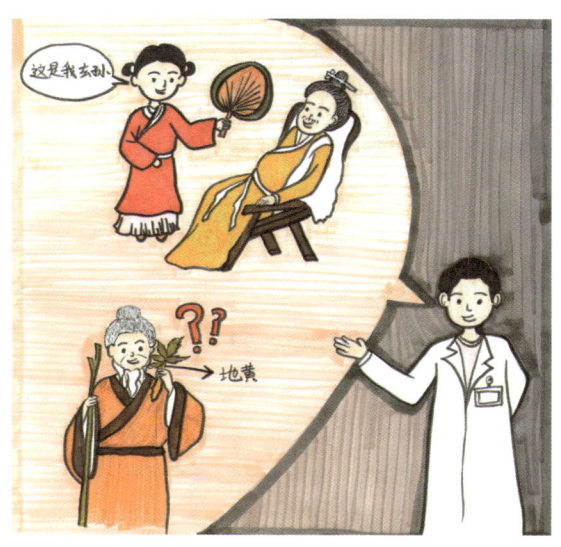

丝。赵郎中取九蒸熟地配以当归、人参，煎汤令其服用。七日后，书生咳血止住，面色渐润；一月后，竟能提笔写诗，精气神焕然一新。自此，"九蒸熟地"名声大噪，被奉为"补血圣药"。

【产地来源】

生地黄为玄参科植物地黄的新鲜或干燥块根。熟地黄为生地黄的炮制加工品。

【本草语录】

《本草纲目》：熟地黄……捡取沉水肥大者，以好酒入缩砂仁末在内，拌匀，柳木甑于瓦锅内蒸令气透，晒干。再以砂仁酒拌蒸晒。如此九蒸九晒乃止。

【功效主治】

补血滋阴，益精填髓。用于血虚萎黄，心悸怔忡，月经不调，崩漏下血，肝肾阴虚，腰膝酸软，骨蒸潮热，盗汗遗精，内热消渴，眩晕，耳鸣，须发早白。

【现代研究】

熟地黄对内分泌系统、心血管系统、免疫系统等均有调节作用，具有抗氧化、抗衰老、增强免疫力、促进造血、抗突变、抑制肿瘤等作用

（1）抗氧化、抗衰老：熟地黄能提高脑组织的抗氧化能力，减缓脑细胞衰老的进程，地黄随着蒸制时间的延长，其对DPPH自由基的清除率都持续上升，说明蒸制过程地黄的抗氧化性增强。

（2）增强免疫力：熟地黄能够增强机体免疫力，活性物质可能为熟地黄粗多糖。

（3）促进造血、抗疲劳：熟地黄水煎剂可以促进血虚小鼠骨髓造血干细胞、祖细胞增殖分化，促进外周血红细胞和血红蛋白的恢复。

（4）其他：增强记忆力，抵抗甲状腺功能亢进，抗突变、抑肿瘤。

【鉴别要点】

外观：好的熟地黄通常呈现乌黑色或深棕色，表面有光泽，类似涂抹了一层油脂的感觉，且块根较为肥大，质地饱满，没有干枯、萎缩等现象。

手感：手感比较柔软，有一定的湿润感，比较容易断裂。

54 生地与熟地 补血又滋阴

气味：混合甜味和泥土气息味。

产地：河南、四川、湖北。

【用法用量】

煎服，地黄、熟地黄9～15克。

【注意事项】

（1）湿气较重、脾虚引起的痰多、气滞引起的腹胀症状人群慎用。

（2）不宜与白萝卜、韭菜、薤白、葱白合用。

【保健药膳茶饮】

熟地牛肉汤

功效：气血双补，具有强身健体、固肾益精、美容养颜的功效。

食材：熟地黄、黄芪各30克，牛肉500克，姜、盐适量。

做法：牛肉洗净、切块。将所有材料一并倒入砂锅中，加入适量清水，大火煮沸后改用小火慢炖2小时左右，加入盐调味即可。温服，饮汤食肉。

适用人群：气血亏虚的患者。

Tips

生地黄和熟地黄两者均需辨证使用，避免自行长期大量服用。购买时区分品质：生地黄以断面乌黑油润为佳，熟地黄应质地柔软、味甜无酸苦。

（顾晓玲）

55 补血又养颜　阿胶传千年

关键词：补血　阿胶

📖 小故事

传说很久以前，山东流行出血而死的怪病。当时有一个叫阿姣的姑娘为了治此顽病四处寻医找药。一天，在泰山遇一白发药翁说："必须找到吃狮耳山的草，喝狼溪河水长大的毛驴的皮，才能治好此病。"阿姣姑娘听后特别高兴。家乡确有其驴，为恶霸王员外放养。阿姣再三请求王员外普济众人，王员外答应了阿姣，但提出必须由阿姣一人处死此驴方可。阿姣知此驴灵活，穿山越涧，如履平地，赛马胜骡，力大无穷，自己一个脆弱女子如何是好？但一想到乡亲们被疾病折磨和惨死情景，勇气顿生，便马上答应下来。乡亲们知道恶霸

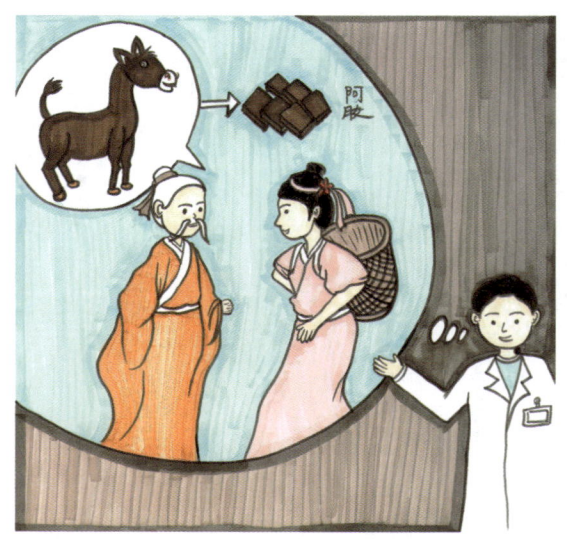

是假意应允，就含泪劝阿姣不要上当。但阿姣毫不动摇，经过奋战，终于胜利了。可是，员外大怒而暗害了阿姣。为了纪念阿姣之恩德，人们将驴皮熬成胶称为"阿胶"。

【产地来源】

本品为马科动物驴的干燥皮或鲜皮经煎煮、浓缩制成的固体胶。

【本草语录】

《本草纲目》：阿胶为治疗吐血，衄血，血淋，血尿……圣药也。

【功效主治】

补血滋阴，润燥，止血。用于血虚萎黄，眩晕心悸，肌痿无力，心烦不眠，虚风内动，肺燥咳嗽，劳嗽咯血，吐血尿血，便血崩漏，妊娠胎漏。

【现代研究】

（1）抗炎：研究发现，阿胶具有一定的滋阴润肺作用，对哮喘、肺结核、支气管炎、慢性咽炎等疾病有明显的疗效。

（2）抗贫血：阿胶作为"补血圣药"，对多种因素造成的贫血均有显著的补血养血作用。现代药理研究发现，阿胶中的多肽是阿胶补血的主要活性成分，可升高骨髓造血细胞群落数，增强骨髓造血功能。还能够增加成人血红蛋白水平，提高血细胞膜稳定性、延长红细胞寿命来治疗地中海贫血和孕妇贫血。

（3）免疫调节，抑制肿瘤：阿胶对肿瘤具有一定的抑制作用，阿胶含药血清具有抗癌和促进癌细胞向正常细胞转化的作用；还可以减轻放化疗的毒副作用，改善化疗患者临床症状。

（4）其他（抗衰老抗疲劳等）：阿胶可以通过抗氧化的活性，起到美容养颜，抗衰老的作用。药理学研究发现，阿胶水解产生的多肽对多种自由基具有清除作用，减缓皮肤老化、肤色暗沉以及皱纹的产生。阿胶中富含胶原蛋白，可在人体内形成胶原蛋白肽，缓解由于年龄增长导致的胶原蛋白流失，起到美容养颜的作用。

【鉴别要点】

胶类药材是指由动物的皮、骨骼等加工而成的胶原蛋白，是我国特有的一类中药。目前，有药品标准收载的胶类药材有阿胶、黄明胶、龟甲胶、鹿角胶、新阿胶等。

（1）黄明胶：由牛科动物黄牛的皮熬制而成。

（2）龟甲胶：由龟科动物乌龟的甲壳熬制而成。

（3）鹿角胶：由鹿科动物梅花鹿或马鹿的角熬制而成。

（4）如何挑选阿胶

挑产地：阿胶是以驴皮为原料，经煎煮、浓缩等50多道工序炼制而成的固体胶块，一般以产自山东省东阿县的最为正宗。

挑外观：品质好的阿胶呈规则的长方形，大小、厚薄一致，表面平整光亮、色泽均匀，呈暗红色。在胶块的背面有两道规则分割道，质硬而脆，手掰稍用力即断；若将胶块用力拍在硬物上，会裂成数块，断面光亮，对光照射呈棕色半透明，无油孔、气孔。

挑气味：打开包装时，对胶块表面轻哈一口气，能闻到淡淡的清香味；粉碎后，也能闻到阿胶独有的清香味。假阿胶通常是由牛皮和马皮制成的，而且这种气味是腐烂的。

挑年份：从阿胶的保质期来看，多是5年，但只要保存得当，放置在阴凉干燥处，温度低于25℃以下，打开时无腥臭味、霉点，一般都可以使用。

【用法用量】

3～9克，用时捣碎，烊化兑服。

【注意事项】

（1）脾胃虚弱的人群食用阿胶的话，需要搭配一些健脾养胃的食疗方，像薏苡仁、芡实、山药这样的健脾养胃的食材。

（2）感冒发热不要吃阿胶。

（3）甲亢患者不能服用阿胶。

【保健药膳茶饮】

阿胶膏

功效：补血养颜安神。

食材：阿胶（打成粉末）、核桃仁（炒熟）各250克，黑芝麻（炒香）200克，枣片50克，冰糖粉15克，黄酒250毫升。

做法：把黄酒倒入锅中，武火加热，期间加入冰糖粉，搅拌直至冰糖完全溶化。加入阿胶粉，文火加热并不停搅拌。待阿胶完全溶化后，加入枣片，改用小火继续加热，熬制胶液由原来的几条线变成一条线后（俗称挂旗），加入核桃仁、黑芝麻搅拌均匀，停止加热。将熬好的阿胶膏倒入准备好的不锈钢托盘（刷上香油，防止粘到盘上），用木铲整平，在自然条件下冷却（或冰箱冷藏4～5小时）后，取出切片，冰箱储藏。每次食用15～30克，一天2次。

适用人群：贫血、体质虚弱、营养不良，失眠多梦，容易疲劳者。

Tips

阿胶属滋补品，建议秋冬季服用，夏季需搭配清热食材（如莲子）。过量或长期单用可能引发腹胀、便秘、上火，建议间歇性服用（如连服2周，停1周）。出现过敏（皮疹、瘙痒）或消化不良时，立即停用。未拆封阿胶应在阴凉干燥处密封保存，避免高温潮湿（保质期约5年）；已拆封的阿胶应冷藏并尽快用完，防止霉变。

（顾晓玲）

56 小小龙眼肉 平和最滋补

关键词：补血 龙眼

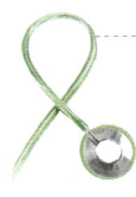

📖 小故事

很早以前，在福建一带，有条恶龙，每逢八月海水大潮就兴风作浪，毁坏庄稼，糟蹋房屋，人畜被害不计其数。周围的百姓只好逃离家园，在石洞里躲起来。当地有一个武艺高强的少年，名叫桂圆。他看到恶龙兴风作浪，决心为民除害，与恶龙搏斗一番。到了八月，大潮来了，他就准备好酒、猪羊肉，把它们合在一起。恶龙上岸以后，一看到猪羊肉就馋得口水直往下淌，几口就把猪羊肉吃光了。因为猪羊肉是用大量的酒泡过的，所以恶龙没走多远，就躺在

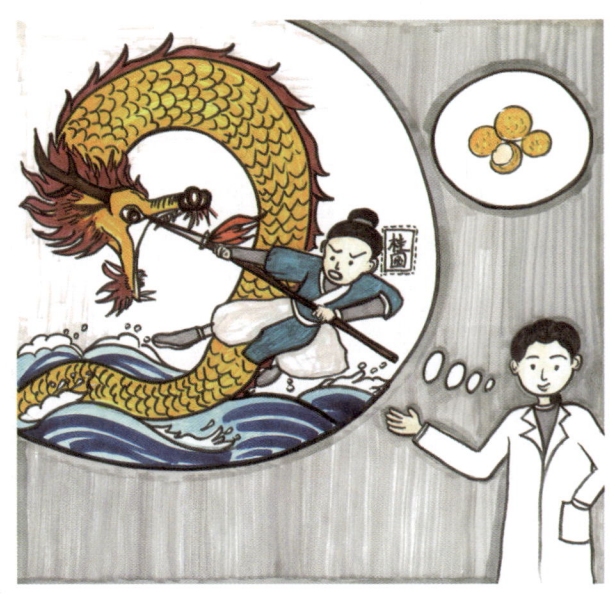

56 小小龙眼肉 平和最滋补

地上不动了。这时桂圆举起钢刀，朝龙的左眼刺去，龙眼被刺了出来，恶龙痛得来回翻滚，正要逃跑时，桂圆揪住龙角，骑在龙身上，当恶龙极力想摆脱桂圆时，桂圆用钢刀刺向恶龙的右眼，恶龙的双眼失去，痛得嗷嗷大叫。经过一阵搏斗，恶龙终于因流血过多死去。桂圆由于在搏斗中负伤过重，也死了。从此后，在这个地方长出了一种新的水果，就像龙的眼睛，人们称之为"龙眼"，为了纪念为民造福的桂圆，也叫"桂圆"。

【产地来源】

本品为无患子科植物龙眼的假种皮。夏、秋两季采收成熟果实，干燥，除去壳、核，晒至干爽不黏，习称桂圆肉。

【本草语录】

《本草求真》："龙眼气味甘温，多有似于大枣，但此甘味更重，润气尤多，于补气之中，又更存有补血之力……气味虽甘，其性稍燥，而无甘润和柔，以至于极之妙也。"

【功效主治】

有补益心脾，养血安神之功效。用于气血不足，心悸怔忡，健忘失眠，血虚萎黄。

【现代研究】

龙眼肉主要含葡萄糖、果糖、蔗糖、腺嘌呤和胆碱等；还含蛋白质、有机酸、脂肪，以及维生素B_1、维生素B_2、维生素P、维生素C等成分。龙眼肉具有延缓衰老、抗氧化、抗菌、抗肿瘤、抗焦虑，同时可以增强人体免疫力、调节内分泌系统等作用，其发挥作用的主要活性成分有各种糖类、人体所必需氨基酸、脂类、多酚类、维生素、挥发性成分等。

在中医临床上，龙眼肉主要适宜于思虑过度、劳伤心脾所致的气血不足、心悸怔忡、健忘失眠，单用有效，也可与补气养血安神药同用。此外，龙眼肉补益气血，也适宜于血虚萎黄，可单服，或与补血药同用。

【鉴别要点】

以片大、肉厚、色棕黄、半透明、质润、甜味浓郁者为佳。劣质的龙眼肉会粘在一起，大小也不均匀，表面裹有一层黏糖，这是为了增加龙眼的糖含量，人为向其中添加蜂蜜等糖类所致，这种产品含水量大，易被污染。

【用法用量】

煎服，9～15克。

【注意事项】

（1）龙眼肉属湿热食物，多食易滞气，食多易上火。

（2）内有痰火或阴虚火旺，以及湿滞停饮者食用，易导致火上加火，上火症状更明显。

（3）龙眼性热助火，孕妇多食易导致流产，故不宜使用。

【保健药膳茶饮】

龙眼百合粥

功效：补益心脾，养血安神。

食材：干龙眼肉、百合各10克，大米100克，红糖适量。

做法：将大米淘净，与龙眼肉、百合同放锅中，加清水适量煮粥，待熟时调入红糖，再次煮开即成，每日1～2剂。

适用人群：适用于心脾亏虚所致的心悸、失眠、健忘、神经衰弱等症的患者。

> **Tips**
>
> 龙眼性温，适合秋冬进补，夏季可搭配菊花、荷叶平衡热性。儿童少量食用（每日鲜果3～5颗），避免影响食欲。出现上火症状时，可饮用绿豆汤或金银花茶缓解。

（顾晓玲）

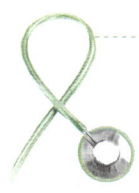

57 黄精养气血　补肾除体倦

关键词：补阴　黄精

📖 小故事

在古时候的一个小山村，住着一位医术高超的老中医，他每天总是忙于诊治乡邻，传授养生之道。随着年岁的增长，老中医的身体日渐虚弱。他经常前往山中采药，期望找到能补充体力的草药。一天，他发现了一株生长特别茂盛的植物，根茎粗壮，颜色偏黄，叶片青翠，散发着淡淡的清香。遂将其采回，经过仔细研究，他发现这种草药有着滋阴补肾、益气养血的奇效。于是将其制成药剂，服用后，果真恢复了活力。因此药吸收天地之精气而生长，老中医便称它为"黄精"。此后，老中医便将黄精传授于村民，其药用价值也被越来越多的人所认识，成为一味良药。

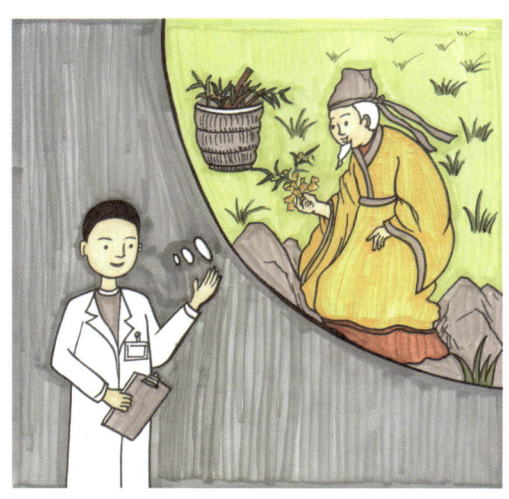

【产地来源】

本品为百合科植物滇黄精、黄精或多花黄精的干燥根茎。

【本草语录】

《神仙芝草经》：宽中益气，使五脏调良，肌肉充盛，骨髓坚强，其力倍增，多年不老，颜色鲜明，发白更黑，齿落更生。

【功效主治】

补气养阴，健脾，润肺，益肾。用于脾胃气虚，体倦乏力，胃阴不足，口干食少，肺虚燥咳，劳嗽咳血，精血不足，腰膝酸软，须发早白，内热消渴。

【现代研究】

（1）降血糖、降血脂：黄精中的多糖成分具有明显的降血糖作用，其可以促进胰岛素的分泌，并降低胰岛素的抵抗。此外，黄精多糖可以通过调节脂质代谢、改善氧化应激损伤程度、减轻炎症反应、抑制凋亡等发挥降血脂功效。

（2）抗肿瘤：黄精中所含多糖、皂苷和黄酮成分具有抗肿瘤活性，其能抑制肿瘤细胞的生长，调节免疫力，对肺癌、宫颈癌、乳腺癌细胞的生长都有显著的抑制作用，黄精根状茎含有丰富的内生菌，其菌胞外多糖与原植物多糖也是黄精抗肿瘤的有效成分。

【鉴别要点】

优质的黄精药材外观饱满，颜色自然棕黄色，质地坚韧，表面光滑无杂质，闻起来有淡淡的清香。

【用法用量】

煎服，9～15克。

【注意事项】

（1）不宜与梅肉、胖大海、山楂配伍，阴虚火旺者忌服。

（2）脾胃虚寒者不宜服用。

【保健药膳茶饮】

黄精粥

功效：滋养脾肺。

食材：黄精30克，粳米100克，冰糖适量。

做法：先将黄精煎煮取其汁液，弃掉药渣，放入粳米煮至粥熟，然后加冰糖适量调整口味即可。

适用人群：适用于脾胃亏虚、食少纳差、肺虚燥咳、胃脘隐痛等症。

Tips

生黄精可能刺激咽喉，建议选择制黄精或遵医嘱炮制后使用。

制黄精（九蒸九晒）性味甘平，更温和，补益力增强，适用于日常养生、长期调理者（可直接嚼服或泡水）。

（杨　杰）

第三篇　食疗篇

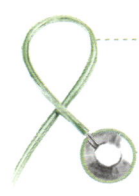

58　果皇属桑椹　质润可生津

关键词：补阴　桑椹

📖 小故事

在很久以前，有一个宁静的小山村，村里有一位善良勤劳的青年，名叫阿木。阿木每日都会上山砍柴，以维持生计。一日，阿木在山中迷失了方向，走了许久都找不到回家的路。又饿又渴的他疲惫不堪，就在他快要绝望的时候，突然看到一片郁郁葱葱的树林。走进树林，阿木惊喜地发现树上挂满了紫黑色的果实，果实饱满多汁。阿木从未见过这种果实，但此时的他顾不上许多，摘下果实便吃了起来。那果实酸甜可口，阿木吃了之后，顿时觉得口渴缓解，体力也渐渐恢复。靠着这些果实，阿木在山中又坚持了几日，终于找到了回家的路。

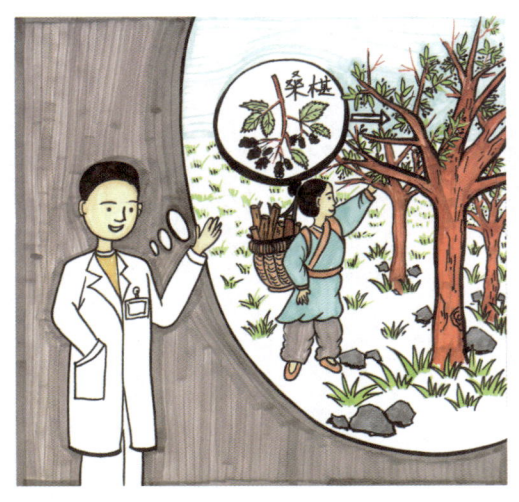

回到村子后，阿木将自己的经历告诉了村民们，并带着大家找到了那片树林。村民们品尝了这种果实后，也都赞不绝口。后来，村里有人生病了，身体虚弱，阿木想起自己在山中靠那些果实恢复体力的经历，便试着让生病的村民吃了一些，没想到，村民的身体状况逐渐好转。人们发现这种果实不仅美味，还有着诸多药用价值，它可以滋阴补血、生津润燥，对身体有很好的调养作用。后来，人们给这种果实取了一个名字——桑椹。

【产地来源】

本品为桑科植物桑的干燥果穗，4～6月果实变红时采收，晒干，或略蒸后晒干。

【本草语录】

《食疗本草》：桑椹，性微寒，食之补五脏，耳目聪明，利关节，和经脉，通血气，益精神。

【功效主治】

滋阴补血，生津润燥。用于肝肾阴虚、眩晕耳鸣、心悸失眠、须发早白、津伤口渴、内热消渴、肠燥便秘。

【现代研究】

（1）延缓衰老：桑椹能提高全血和肝脏中谷胱甘肽过氧化物酶、过氧化氢酶的活性，增强超氧化物歧化酶的活性，减少心肌脂褐素、过氧化脂质，提高皮肤中羟脯氨酸水平。

（2）提高免疫力：桑椹具有中度促进淋巴细胞转化的作用，能促进T细胞成熟，使衰老的T细胞功能得到恢复。

（3）降血脂：桑椹可以降低血中胆固醇、低密度脂蛋白、甘油三酯的含量，升高高密度脂蛋白水平，并能抗动脉粥样硬化。

【鉴别要点】

桑椹以个大、肉厚、质油润、色鲜艳、味微酸而甜者为佳。

【用法用量】

9～15克。

【注意事项】

（1）大便稀溏、脾虚腹泻、消渴病患者不宜服用。

（2）桑椹性寒凉，不宜与苦瓜、百合、西红柿同用。

（3）水湿痰饮者不宜服用。

【保健药膳茶饮】

（1）桑椹枸杞粥

功效：滋补肝阴，养血明目。

食材：桑椹、枸杞子各30克，粳米60克，冰糖适量。

做法：将桑椹、枸杞子洗净，放入锅中，加入适量水，与糯米同煮，待粥熟，根据口味加入冰糖即可。

适用人群：肝肾亏虚引起的耳鸣腰酸、头昏眼花、须发早白、失眠多梦等。

（2）杞菊桑椹茶膏

功效：补益肝肾，滋阴养血。

食材：桑椹、枸杞各160克，菊花80克，蜂蜜500克。

做法：将桑椹与枸杞子洗净，搅打成糊状，倒入砂锅中，加水搅拌，置火上煮沸，小火煮20～30分钟，菊花略烫后搅打成糊状，加入砂锅，煮沸后再小火煎煮10分钟，倒入蜂蜜，小火熬煮至浓稠状，放冷即可。

【适用人群】

适用于肝肾阴血不足所致头晕目眩、耳鸣心悸、烦躁失眠等症的患者。

Tips

桑椹的使用方式多样，但性寒、脾胃虚寒、怕冷的人群不宜多食。鲜食可保留更多活性成分，干制后泡水、煮粥更易保存，泡酒或熬酱能延长食用期，但需注意适量食用（鲜果每日不超过50克，干品10克），避免过量食用引发腹泻或肠胃不适。

（杨　杰）

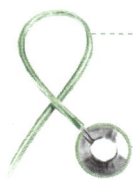

59 小小枸杞好 强体抗衰老

关键词： 补阴 枸杞

小故事

唐朝开元年间，润州开元寺古井旁生有两株巨树，相传井中曾有双龙腾空，吐珠化树，树干虬结如龙，故乡民称其为"龙树"。每年树上结的红果成熟后，便落入井中，染红井水。村里村民世代饮用此井中水，村民均无病无灾，超过百岁的老人也不在少数，遂得名"长寿村"。在村中更有老妪依古法酿制"地仙丹"：春采嫩叶为"天精草"，夏摘紫花称"长寿花"，秋收红果作"枸杞子"，冬掘褐根名"地骨皮"，以无灰酒浸露四十九昼夜，服之者白发逐渐转黑，九旬老翁也能健步如飞。于是便流传着"一井双龙护，千秋枸杞红"的美谈。

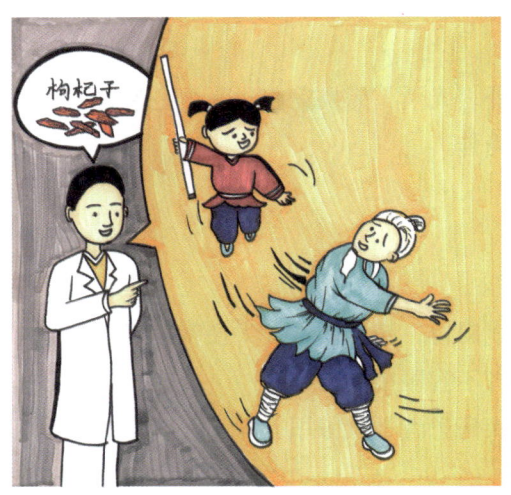

【产地来源】

本品为茄科植物宁夏枸杞的干燥成熟果实。夏、秋两季果实呈红色时采收，热风烘干，除去果梗，或晾至皮皱后，晒干，除去果梗。

【本草语录】

《神农本草经》：主五内邪气，热中，消渴，周痹。久服，坚筋骨，轻身不老。

【功效主治】

滋补肝肾，益精明目。用于虚劳精亏，腰膝酸痛，眩晕耳鸣，阳痿遗精，内热消渴，血虚萎黄，目昏不明。

【现代研究】

（1）提高免疫力：枸杞子可以显著提高机体的非特异性免疫功能，枸杞子多糖能提高巨噬细胞的吞噬能力，对细胞免疫功能和体液免疫功能均具有调节作用。

（2）降血糖、降血脂：枸杞子中所含枸杞多糖能够促进胰岛素的分泌，提高细胞对葡萄糖的摄取，改善葡萄糖的代谢，还能缓解胰岛素抵抗。此外，枸杞多糖可以提高超氧化物歧化酶和谷胱甘肽过氧化物酶的活性，清除自由基，减少脂质过氧化物的生成。

（3）保护肝脏：枸杞多糖可以改善肝脏的脂质代谢紊乱，显著降低肝脏损伤程度，降低血清丙氨酸氨基转移酶、天冬氨酸氨基转移酶的水平，对酒精所致的肝细胞损伤具有一定的保护作用。

【鉴别要点】

以颜色鲜艳，外表光滑，果皮完整，无变色破损，无霉变异味，无结块粘连，具独特香气者为佳。

【用法用量】

6～12克。

【注意事项】

（1）枸杞子滋腻碍胃，脾胃虚寒、大便稀溏者不宜服用。

（2）实热体质者不宜服用。

（3）存在炎症疾病患者不宜服用。

【保健药膳茶饮】

枸杞菊花茶

功效：疏风清热，解毒明目。

食材：枸杞子10克，白菊花3克。

做法：将枸杞子和杭白菊同时放入茶壶中，加入适量沸水冲泡，加盖焖10分钟左右即可饮用。

适用人群：肝火旺盛所致虚劳乏力，烦躁易怒，眼睛干涩等症状者。

> **Tips**
>
> 　　枸杞泡水、煮茶、炖汤、煮粥、干嚼都可，易上火者需控制使用量；合理使用枸杞可辅助养生，但需根据体质调整，搭配均衡饮食与作息才能效果更佳。

（杨　杰）

60 苁蓉补肾强　填精又润肠

关键词：补阳　肉苁蓉

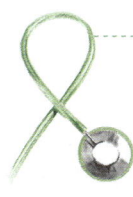

📖 小故事

金明昌元年（1190年），札木合联合泰赤乌等十三部共三万人，进攻铁木真，铁木真集结部众三万人，组成十三翼（营）迎敌。双方大战，铁木真失利，被围困于长满梭梭树的沙山，士兵们饥渴难耐，筋疲力尽。就在所有人都以为败局已定，无计可施的时候，铁木真命士兵们挖掘梭梭树的树根，想以树根来充饥，士兵们惊喜地发现，有一种巨大的块茎状植物附着生长在梭梭树根上，看上去肥美多汁，于是，铁木真与将士们一起吃。令人惊奇的是，吃完后，大家的疲劳感一扫而空，神力涌现，于是冲下沙山，一举击溃了札

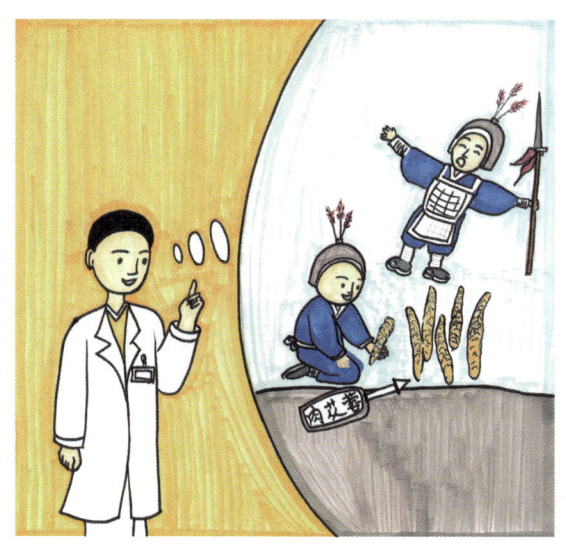

木合部，为统一蒙古奠定了基础。从此，铁木真拉开了一个征服欧亚大陆的时代。

【产地来源】

本品为列当科植物肉苁蓉或管花肉苁蓉的干燥带鳞叶的肉质茎。春季苗刚出土时或秋季冻土之前采挖，除去茎尖。切段，晒干。

【本草语录】

《神农本草经》：主五劳七伤，补中，除茎中寒热痛，养五脏，强阴，益精气。

【功效主治】

补肾阳，益精血，润肠通便。用于肾阳不足，精血亏虚，阳痿不孕，腰膝酸软，筋骨无力，肠燥便秘。

【现代研究】

（1）提高免疫力：肉苁蓉多糖可以促进淋巴细胞的增殖，改善机体免疫功能，激活免疫细胞，还能提高巨噬细胞吞噬功能和分泌功能，发挥调节免疫活性的作用。

（2）抗衰老、抗疲劳：肉苁蓉多糖具有较高的抗氧化活性，其富含α-多糖，对自由基有较好的清除能力。另外，肉苁蓉能够提高肝糖原、肌糖原的水平，加速血液中乳酸的清除速率，从而发挥抗疲劳的作用。

（3）抗骨质疏松：肉苁蓉水煎液具有双向调节骨吸收和骨形成的作用，能够提高骨密度，抗骨质疏松，还可以促进骨质疏松性骨折的愈合。

【鉴别要点】

以外观黑褐色，表面光滑无破损，无发霉变质，具特殊香气，质地柔软有弹性者为佳。

【用法用量】

6～10克。

【注意事项】

（1）正处青春期少年不可服用，可能会影响身体发育。

（2）肠胃虚弱、腹泻便溏者不宜服用。

（3）阴虚火旺、经期妇女不宜服用。

【保健药膳茶饮】

苁蓉鸡肉汤

功效：补肾，助阳，益气。

食材：童子鸡1 000克，肉苁蓉30克，黄酒10克。

做法：将童子鸡宰杀去毛、去内脏，洗净切块，放入砂锅中，加入适量清水，将肉苁蓉用纱布包好，放入砂锅，倒入料酒，大火烧开后，改小火慢熬，加入盐适量，待鸡肉熟烂即可。

适用人群：肾阳虚衰、阳痿、早泄、滑精、尿频或遗尿等症状者。

> **Tips**
>
> 　　肉苁蓉是一种具有滋补功效的中药材，其食用方法多样，包括直接含服、泡茶饮用、煮粥、泡酒等。选择合适的食用方式，能够充分发挥肉苁蓉的药效，为健康带来益处。

（杨　杰）

61 韭菜子壮阳 功效确实强

关键词：补阳　韭菜子

📖 小故事

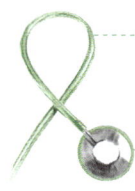

相传张仲景心怀苍生，四处游历，为百姓治病。一日，张仲景来到一个偏僻的小村庄，村民们生活困苦，疾病缠身。张仲景看到村民们的痛苦，心中十分不忍，决定留下来为他们诊治。诊治中，张仲景发现很多村民都有肾虚体弱的症状。于是想要找到一种药物来帮助村民们恢复健康。一天，张仲景在村庄附近的山坡上采药，偶然间发现了一片茂盛的韭菜地。韭菜翠绿欲滴，散发着阵阵清香。张仲景心中一动，他想起韭菜具有补肾助阳的功效，但是，韭菜的作用较为温和，对于病情较重的村民来说，可能效果不够显著。于是，张仲景开始仔细研究韭菜，他发现韭菜的子具有更强的药效。经过反复试验，张仲景

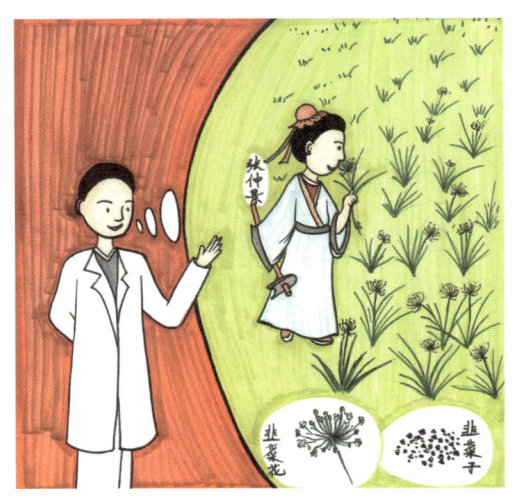

终于研制出了一种以韭菜子为主药的方剂。村民们服用了张仲景的方剂后，身体逐渐恢复了健康。他们对张仲景感激涕零，尊称他为"医圣"。从此，韭菜子成了一种重要的中药材，被广泛应用于治疗肾虚等疾病。

【产地来源】

本品为百合科植物韭菜的干燥成熟种子。秋季果实成熟时采收果序，晒干，搓出种子，除去杂质。

【本草语录】

《滇南本草》：补肝肾、暖腰膝、兴阳道、治阳痿。

【功效主治】

温补肝肾，壮阳固精。用于肝肾亏虚，腰膝酸痛，阳痿遗精，遗尿尿频，白浊带下。

【现代研究】

（1）提高性功能：韭菜子可以提高阴茎对外界刺激的兴奋性，显著提高精子的活力和数量，增加血液中性激素的水平，从而提高性功能。

（2）调节免疫力：韭菜子可以提升免疫器官指数，提高巨噬细胞的吞噬功能，促进B细胞增殖分化，增强体液免疫和非特异性免疫功能；同时可以调节T细胞的比例失衡，增强T细胞的免疫功能。

【鉴别要点】

表面黑色，一面突起，粗糙，有细密网纹，另一面微凹，有点状凸起的种脐，质硬，气特异，味微辛。

【用法用量】

3～9克。

【注意事项】

（1）不宜与蜂蜜一起服用，可能会出现腹泻。

（2）韭菜子属热性药材，暑夏不宜多服。

（3）阴虚火旺者不宜服用。

【保健药膳茶饮】

韭菜子粥

功效：补肾壮阳，固精止遗，暖胃健脾。

食材：韭菜子5～10克，粳米60克。

做法：将韭菜子捣碎成细末，粳米洗净后放入砂锅，加入适量水，大火烧开后，倒入韭菜子粉末，小火慢熬，待粥熟即可。

适用人群：脾肾虚寒所致的阳痿、早泄、遗精、小便频数。

Tips

韭菜子属温补之品，适合肾阳虚（怕冷、手脚凉、夜尿多）人群，需结合体质调理，不可盲目长期服用。若用于疾病调理，建议在中医师指导下配伍使用，避免单独滥用。

（杨 杰）

第三篇 食疗篇

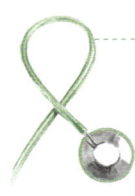

62 杜仲强筋骨 愈伤把身补

关键词：补阳 杜仲

📖 小故事

古时候，有一位名叫杜仲的青年，他生活在一个战争频繁，百姓疾苦的年代。杜仲自幼热爱医学，常常跟随郎中学习医术，希望能为乡亲们消除病痛。一日，附近的山林中爆发了一场激烈的战斗，过后，杜仲在山林中发现了许多受伤的士兵，心生怜悯，于是决定救治他们。他四处寻找草药，而常见的草药远远不够。焦急之时，他发现了一种奇特的树皮，折断后有银白色的丝粘连不断，并有一股淡淡的香气，他决定尝试用这种树皮来治疗士兵的伤口。令人惊喜的是，士兵们的伤在树皮的治疗下渐渐好转。后来，他决心深入研究这种树

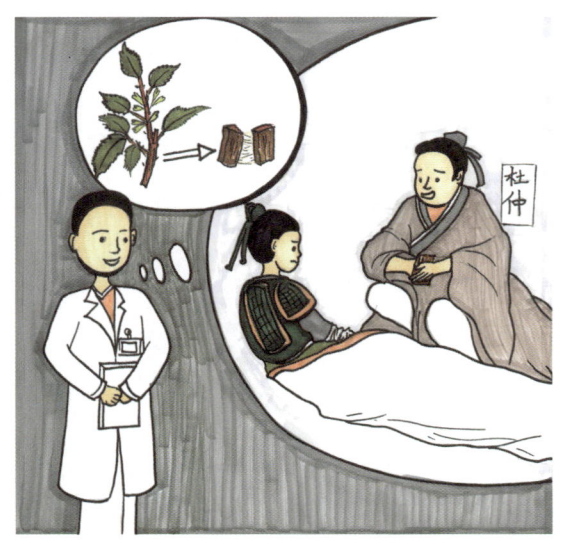

皮的功效，并发现这种树皮不仅可以治疗外伤，还对腰膝疼痛、肾虚等疾病有非常好的疗效。于是，他将这种树皮命名为"杜仲"，以纪念自己的发现。

【产地来源】

本品为杜仲科植物杜仲的干燥树皮，4～6月剥取，刮去粗皮，堆置"发汗"至内皮呈紫褐色，晒干。

【本草语录】

《神农本草经》：主腰脊痛，补中，益精气，坚筋骨，强志，除阴下湿痒，小便余沥。久服轻身耐老。

【功效主治】

补肝肾，强筋骨，安胎。用于肝肾不足，腰膝酸痛，筋骨无力，头晕目眩，妊娠漏血，胎动不安。

【现代研究】

（1）抗骨质疏松：杜仲可以预防因雌激素缺乏导致的骨质疏松，增加骨体积分数、骨密度、骨小梁数量和厚度、减少骨小梁间隙等，诱导成骨细胞分化、促进骨吸收等。

（2）抗炎症：杜仲可以抑制炎症介质的表达而发挥抗炎的作用，对炎症所致的骨关节炎、溃疡性结肠炎、牙周炎、胃溃疡等具有较好的疗效。

（3）降血压：杜仲可以降低血浆中血管紧张素Ⅱ的含量，提高一氧化氮的水平，恢复主动脉内皮依赖性，调节血管紧张素-醛固酮系统和血管平滑肌的收缩，降低细胞内游离钙离子浓度，从而发挥降血压的疗效。

【鉴别要点】

以皮厚、块大、无粗皮，折断后白丝较多且拉扯较长不断丝，内表面暗紫色者为佳。

【用法用量】

6～10克。

【注意事项】

（1）阴虚火旺及热证不宜服用。

（2）杜仲性温，不宜久服。

（3）孕妇禁服。

【保健药膳茶饮】

杜仲五味子茶

功效：补肝益肾，滋肾涩精，强筋健骨。

食材：杜仲20克，五味子9克。

做法：将杜仲剪碎，和五味子一同倒入研钵中，捣碎成粗末，将粗末倒入茶壶中，加入适量沸水，加盖焖泡15～20分钟即可饮用。

适用人群：肾虚腰痛、头昏脑胀、失眠、腰腿乏力、阳痿遗精、精神不振等症状者。

Tips

杜仲性温，具有补肝肾、强筋骨、降血压等功效，可选择煲汤、泡茶、煎煮、炖肉或者制成粉末等，需要到医院检查，根据医生指导用药。有实热、火旺症状的人应慎用。

（杨　杰）

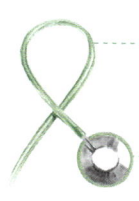

康复养生关键词索引

（按首字汉语拼音排序）

POLICE原则 / 37
阿胶 / 172
艾灸 / 155
按摩 / 149
百会 / 113
半月板 / 34
保健 / 155
保湿 / 137
保守治疗 / 53
便秘 / 128
辨证施治 / 152
补气 / 163，166
补血 / 172，176
补阳 / 188，191，194
补阴 / 169，179，182，185
产后康复 / 72
产后通乳 / 149
超声波治疗 / 40
打嗝 / 104
大肚子 / 72
带状疱疹 / 81
低头族 / 49

地黄 / 169
定期监测 / 89
杜仲 / 194
呃逆 / 104
儿童语言发育 / 65
发热 / 122
发育迟缓 / 131
肺康复 / 5
俯卧位通气 / 5
钙质 / 43
肝肾 / 134
高血压 / 89
高血脂 / 92
更年期 / 143
功法锻炼 / 116
枸杞 / 185
构音障碍 / 8
骨质疏松 / 43
关元 / 140
冠心病 / 86
规律作息 / 86
含胸驼背 / 49

合理饮食 / 149

合理运动 / 34

呼吸康复技术 / 2

踝扭伤 / 37

环境改造 / 22

黄褐斑 / 137

黄精 / 179

黄芪 / 163

肌张力 / 18

激光疗法 / 40

疾病预防 / 155

脊柱健康 / 68

记忆力减退 / 101

家庭疗法 / 155

肩痛 / 56

肩袖损伤 / 56

健康 / 152

腱鞘炎 / 31

结石 / 107

近视 / 134

颈椎病 / 53，116

韭菜子 / 191

居家锻炼 / 43

居家康复 / 22

均衡饮食 / 131

康复 / 37

康复筛查 / 65

康复训练 / 18

康复治疗 / 28

咳嗽咳痰 / 119

口齿含糊 / 8

理疗 / 59

良肢位摆放 / 11

龙眼 / 176

漏尿 / 75

麻木 / 62

面瘫 / 28

脑萎缩 / 101

脑卒中 / 8

内关穴 / 104

帕金森 / 25

盆底康复 / 75

脾胃不和 / 125

偏瘫 / 15

气血双补 / 160

牵引疗法 / 46

清淡饮食 / 92

人参 / 160

肉苁蓉 / 188

三阴交 / 140

桑椹 / 182

山药 / 166

伤食泻 / 125

舌诊 / 152

失眠 / 98

蔬果摄入 / 128

鼠标手 / 62

衰老 / 146

太冲穴 / 143

糖尿病 / 95

体态 / 68
痛风 / 110
痛经 / 140
头痛 / 113
推拿 / 122
外治方法 / 81
腕管综合征 / 62
网球肘 / 59
望诊 / 152
握拳尺偏试验 / 31
膝关节 / 34
逍遥散 / 143
小儿 / 119
小儿推拿 / 134
胸闷咳喘 / 2
穴位 / 98
眼保健操 / 134
腰椎间盘突出 / 46
饮食 / 146
饮食调整 / 125，128

饮水 / 107
预防 / 110
运动障碍 / 18
针灸 / 146
针灸按摩 / 78，116
震颤麻痹 / 25
痔疮 / 78
中药 / 98，137，146
中药外涂 / 81
中药坐浴 / 78，116
中医 / 134，152，155
中医调理 / 78，81，125，128
皱纹 / 146
主妇 / 59
转移 / 15
姿势纠正 / 49
姿势习惯 / 68
足底筋膜炎 / 40
卒中偏瘫 / 11
坐姿 / 116